T0128082

essentials

Essentials liefern aktuelles Wissen in konzentrierter Form. Die Essenz dessen, worauf es als „State-of-the-Art" in der gegenwärtigen Fachdiskussion oder in der Praxis ankommt. *Essentials* informieren schnell, unkompliziert und verständlich

- als Einführung in ein aktuelles Thema aus Ihrem Fachgebiet
- als Einstieg in ein für Sie noch unbekanntes Themenfeld
- als Einblick, um zum Thema mitreden zu können

Die Bücher in elektronischer und gedruckter Form bringen das Fachwissen von Springerautor*innen kompakt zur Darstellung. Sie sind besonders für die Nutzung als eBook auf Tablet-PCs, eBook-Readern und Smartphones geeignet. *Essentials* sind Wissensbausteine aus den Wirtschafts-, Sozial- und Geisteswissenschaften, aus Technik und Naturwissenschaften sowie aus Medizin, Psychologie und Gesundheitsberufen. Von renommierten Autor*innen aller Springer-Verlagsmarken.

Frank Jacobi

Bedrohen KI-Algorithmen die psychotherapeutische Freiheit?

Wie künstliche Intelligenz der psychotherapeutischen Qualität dienen kann

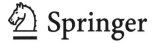 Springer

Frank Jacobi
Klinische Psychologie und
Psychotherapie
Psychologische Hochschule Berlin
Berlin, Deutschland

ISSN 2197-6708   ISSN 2197-6716 (electronic)
essentials
ISBN 978-3-662-68736-9   ISBN 978-3-662-68737-6 (eBook)
https://doi.org/10.1007/978-3-662-68737-6

Die Deutsche Nationalbibliothek verzeichnet diese Publikation in der Deutschen Nationalbibliografie; detaillierte bibliografische Daten sind im Internet über http://dnb.d-nb.de abrufbar.

Planung/Lektorat: Monika Radecki
Springer ist ein Imprint der eingetragenen Gesellschaft Springer-Verlag GmbH, DE und ist ein Teil von Springer Nature.
Die Anschrift der Gesellschaft ist: Heidelberger Platz 3, 14197 Berlin, Germany

Das Papier dieses Produkts ist recyclebar.

Was Sie in diesem *essential* finden können

- Ebenen, auf denen Freiheit in der Psychotherapie eine Rolle spielen kann
- Das Verhältnis von Qualitätssicherung, Qualitätsentwicklung und Fehlerkultur in der Psychotherapie
- KI-Algorithmen als Mittel zur Detektion von Fehlern und Fehlentwicklungen – auf Makroebene der Versorgungssteuerung und auf Mikroebene der individuellen Therapie
- Wo und wie können Statistik und KI-Algorithmen als Hilfen zur Verbesserung von Therapien dienen?
- Kritische Diskussion zum Einsatz von KI-Algorithmen in der Psychotherapie

Vorwort

Der Einsatz von „Künstlicher Intelligenz" (KI) ist seit Ende 2022 verstärkt in die öffentliche Diskussion gekommen, und wenn es um die Nutzung von Sprachmodellen geht, liegt es natürlicherweise nahe, dass auch die Psychotherapie an diesem Thema nicht vorbeikommt. Im vorliegenden *Springer-essential* soll es allerdings nicht darum gehen, ob oder wie KI-Tools selbst „Psychotherapie durchführen können", also zum Beispiel als textbasiertes Dialogsystem (Chatbot) mit Patient:innen in Interaktion treten – dies ist ein äußerst umfangreiches Thema für sich.

Einen sehr guten Überblick über technische Details und die enorme revolutionäre Kraft, die KI entwickeln kann und an vielen Stellen bereits ausübt, gibt ein BMBF-gefördertes „White Paper" bzw. ein Leitfaden, der von einem Konsortium von Wissenschaftler:innen erstellt wurde: „Unlocking the Power of Generative AI Models and Systems such as GPT-4 and ChatGPT for Higher Education" (Gimpel et al., 2023). Dort wird am Beispiel des Bereichs Forschung und Lehre auch auf die verschiedenen Varianten digitaler, Algorithmen-basierter Tools und verschiedene Formen Künstlicher Intelligenz eingegangen. Für den Bereich der verhaltensbezogenen Interventionen im Gesundheitsbereich bzw. der Psychotherapie liefern Stade et al. (2023) einen spezifischen Über-und Ausblick (einschließlich recht umfangreicher und aktueller Literaturliste), der zum Beispiel auch zwischen verschiedenen Levels der KI-Nutzung differenziert:

- KI-basierte Assistenzsysteme (z. B. KI unterstützt das Führen eines therapiebezogenen Tagebuchs),
- KI-basierte Kollaboration (z. B. KI übernimmt die Auswertung des Tagebuchs und entwickelt daraus abgeleitete Interventionsvorschläge, die dann aber noch zwischen Therapeut:in und Patient:in abgestimmt werden), und

- vollständig autonomer KI–basierter Therapie differenziert (komplette Durchführung eines Therapieprogramms ganz ohne menschliche Therapeut:innen).

In diesem Essay müssen wir aber gar nicht so sehr ins technische Detail gehen.
Im Folgenden befassen wir uns eher allgemein mit Möglichkeiten und Grenzen
(und auch Befürchtungen und Gefahren) von KI-basierten bzw. statistikbasierten
Tools in der individuellen Therapie. Dabei wird ein Fokus auf mögliche Fehler
und Fehlentwicklungen in Psychotherapien gelegt und damit letztendlich auch die
Frage der „Fehlerkultur" in der Psychotherapie aufgeworfen. Zum anderen betra-
chten wir auch die „Makro–Perspektive" der Gesundheitsversorgung und deren
Verwaltung und Management der Durchführung von Psychotherapie.

Unser Leitthema ist die *therapeutische Freiheit,* die beim Einsatz von KI-
Algorithmen auf mehreren Ebenen berührt oder gar bedroht werden könnte.

Frank Jacobi

Inhaltsverzeichnis

Prolog: Eine Befragung von ChatGPT 1

Was liegt zum Einstieg näher, als zunächst einmal ChatGPT (als den derzeit bekanntesten Chatbot, der KI einsetzt), zu unserem Thema zu befragen? Ich habe mich also mit ChatGPT (3.5) unterhalten und als Erstes die Frage gestellt, ob denn die therapeutische Freiheit durch den Einsatz von KI-Algorithmen bedroht sei (im März 2023; im Folgenden mit kleineren editorischen Bearbeitungen wiedergegeben). Und wie wir wissen, kommt die Antwort immer sehr schnell (< 5 s) und ist manchmal wirklich erstaunlich präzise.

Die therapeutische Freiheit bezieht sich auf das Recht und die Verantwortung eines Therapeuten, die beste Behandlungsmethode für einen bestimmten Patienten auszuwählen.

Es ist möglich, dass der Einsatz von KI-Algorithmen in der Psychotherapie diese Freiheit bedrohen könnte, wenn sie dazu verwendet werden, die Entscheidungen eines Therapeuten zu dominieren oder zu ersetzen. Einige Bedenken könnten sein, dass Algorithmen den therapeutischen Prozess vereinfachen und standardisieren und somit die individuellen Bedürfnisse und Umstände eines Patienten nicht ausreichend berücksichtigen könnten. Außerdem könnten algorithmische Entscheidungen auf Daten und Annahmen beruhen, die möglicherweise nicht auf die spezifischen Bedürfnisse und Merkmale eines einzelnen Patienten zutreffen.

Jedoch kann der Einsatz von KI-Algorithmen auch positive Auswirkungen auf die therapeutische Praxis haben, z.B. indem sie helfen können, schnellere und genauere Diagnosen zu stellen oder individuelle Behandlungspläne zu entwickeln.

Es ist daher wichtig, dass Therapeuten und Patienten über die Vor- und Nachteile von KI-Algorithmen in der Psychotherapie informiert werden und dass deren Einsatz sorgfältig abgewogen wird, um die bestmögliche Behandlung für jeden Patienten zu gewährleisten.

© Der/die Autor(en), exklusiv lizenziert an Springer-Verlag GmbH, DE, ein Teil von Springer Nature 2023
F. Jacobi, *Bedrohen KI-Algorithmen die psychotherapeutische Freiheit?*,
essentials, https://doi.org/10.1007/978-3-662-68737-6_1

Dies ist eine rhetorisch durchaus gute Antwort, indem erst „therapeutische Freiheit" definiert wird, dann ein Pro und ein Kontra vorgetragen und am Schluss
der Ausblick gegeben wird, dass wir uns noch weiter informieren müssten.
Weiter vertiefend bei ChatGPT nachgefragt: „In welchem Kontext und auf welche
Weise könnten denn Entscheidungen von Therapeut:innen dominiert oder ersetzt
werden?"

> *Entscheidungen von Therapeuten könnten möglicherweise dominiert oder ersetzt
> werden, wenn KI-Algorithmen verwendet werden, um Diagnosen zu stellen oder
> Behandlungsempfehlungen zu geben, ohne dass der Therapeut die Ergebnisse des
> Algorithmus kritisch bewertet. Wenn ein Therapeut die Ergebnisse eines Algorith-
> mus ohne ausreichende Überprüfung akzeptiert, könnte dies dazu führen, dass er
> oder sie sich auf den Algorithmus verlässt und seine eigene klinische Einschätzung
> vernachlässigt. [...]*
>
> *Es ist wichtig zu beachten, dass KI-Algorithmen in der Psychotherapie in der Regel als
> Entscheidungsunterstützungstools verwendet werden sollten, um die Entscheidungs-
> findung der Therapeuten zu verbessern, anstatt sie zu ersetzen. Der Therapeut sollte
> immer die endgültige Entscheidung treffen und die Ergebnisse des Algorithmus kritisch
> hinterfragen und auf ihre Relevanz für den einzelnen Patienten prüfen.*

Besonders interessant wird es immer, wenn man dann noch mal weiter in
die Tiefe fragt und das bisschen konkreter haben möchte: „Kannst Du mir
Beispiele dafür nennen, wie im Rahmen von Psychotherapie KI-Algorithmen den
therapeutischen Prozess vereinfachen und standardisieren und somit die individuellen Bedürfnisse, Merkmale und Umstände einer Patient:in nicht ausreichend
berücksichtigen könnten?" Und jetzt kommen auch wieder wie aus der Pistole
geschossen verschiedene Einsatzgebiete, die durchaus interessant und relevant
sind:

1. ***Online-Screening-Tools:*** *Einige Psychotherapie-Praktiken nutzen Online-
   Screening-Tools, um schnell und effizient Informationen über den Patienten zu
   sammeln. Diese Tools basieren auf Algorithmen, die Fragen stellen und basierend
   auf den Antworten des Patienten eine Diagnose stellen oder empfehlen können,
   welche Art von Therapie am besten geeignet ist. Diese Tools sind jedoch nicht
   in der Lage, die Nuancen der individuellen Situation des Patienten zu berücksichtigen und können daher nicht so genau sein wie eine vollständige Bewertung
   durch einen Therapeuten.*

2. ***Automatisierte Feedback-Systeme:*** *Einige Therapie-Praktiken verwenden
   automatisierte Feedback-Systeme, um den Fortschritt des Patienten zu verfolgen*

und dem Therapeuten Feedback zu geben. Diese Systeme verwenden Algorithmen, um die vom Patienten bereitgestellten Informationen zu analysieren und Feedback zu geben. Während diese Systeme hilfreich sein können, um den Therapeuten zu informieren, sind sie nicht in der Lage, subtile Veränderungen in der Stimmung oder in der Kommunikation des Patienten zu erkennen, die für eine angemessene Behandlung wichtig sein können.

3. ***Computer-basierte Therapie:*** *Einige Therapie-Praktiken nutzen computerbasierte Therapieprogramme, die Algorithmen verwenden, um eine Behandlung zu entwickeln, die auf die Bedürfnisse des Patienten zugeschnitten ist. Diese Programme können jedoch nicht die individuellen Bedürfnisse, Merkmale und Umstände des Patienten vollständig berücksichtigen, was zu einer weniger effektiven Behandlung führen kann.*

Schließlich wollte ich dann noch wissen, wo man sich denn dann weiter informieren kann: „Wo können sich Therapeut:innen und Patient:innen über die Vor- und Nachteile von KI-Algorithmen in der Psychotherapie informieren, um deren Einsatz sorgfältig abzuwägen und um die bestmögliche Behandlung für jede Patient:in zu gewährleisten?" Und das wird dann nun etwas dünn und allgemein:

1. ***Fachzeitschriften:*** *Therapeuten und Patienten können Fachzeitschriften in der Psychotherapie konsultieren, um Informationen und Artikel zu lesen, die sich auf den Einsatz von KI-Algorithmen in der Psychotherapie beziehen. Diese Zeitschriften bieten oft eine kritische Perspektive und Debatten zu den Vor- und Nachteilen von KI-Algorithmen in der Psychotherapie.*
2. ***Konferenzen:*** *Es gibt verschiedene Konferenzen, die sich auf die Psychotherapie und den Einsatz von KI-Algorithmen in der Psychotherapie konzentrieren. Auf diesen Konferenzen können Therapeuten und Patienten mit Experten auf diesem Gebiet sprechen und aktuelle Forschungsergebnisse diskutieren.*
3. ***Online-Communities:*** *Es gibt verschiedene Online-Communities, in denen sich Therapeuten und Patienten austauschen und über den Einsatz von KI-Algorithmen in der Psychotherapie diskutieren können. In diesen Communities können sie sich gegenseitig unterstützen, Ideen austauschen und Erfahrungen teilen.*
4. ***Organisationen:*** *Es gibt verschiedene Organisationen, die sich auf den Einsatz von KI-Algorithmen in der Psychotherapie konzentrieren. Diese Organisationen können Therapeuten und Patienten über die Vor- und Nachteile von KI-Algorithmen informieren und Schulungen und Weiterbildungen anbieten, um sicherzustellen, dass die Verwendung von KI-Algorithmen in der Psychotherapie effektiv und sicher ist.*

Hm, es gibt Fachzeitschriften, es gibt Konferenzen, Online Communities und Organisationen: das ist eine ein bisschen sehr vorgefertigte Antwort. Und wenn man dann noch weiter fragt („Kannst Du mir solche Fachartikel, Konferenzbeiträge, Online-Communities oder Organisationen nennen?"), so werden auch welche ausgegeben – die allerdings vorab bemerkt vorne bis hinten inkorrekt oder komplett trivial sind:

Fachartikel:

- „*"Artificial Intelligence in Psychotherapy: A Framework for the Practice and Research"* von Glenn J. Kiekens et al. (Journal of Psychotherapy Integration, 2020)*
- „*"Artificial Intelligence in Mental Health Care"* von John Torous et al. (Psychiatric Times, 2018)*
- „*The potential of artificial intelligence in psychotherapy"* von Aaron R. Kivisto et al. (The Lancet Digital Health, 2020)*

Konferenzen:

- *World Congress on Mental Health and Well-being* (https://mentalhealth.confer enceseries.com/)
- *Annual Conference of the Society for Psychotherapy Research* (https://www.psy chotherapyresearch.org/page/2021Conference)

Online-Communities:

- *AI in Mental Health* (https://www.reddit.com/r/AIMentalHealth/)
- *AI in Psychology* (https://www.reddit.com/r/AIinPsychology/)
- *AI in Healthcare* (https://www.reddit.com/r/AIinHealthcare/)

Organisationen:

- *American Psychological Association's Division 12: Society of Clinical Psychology* (https://www.div12.org/)
- *European Association for Psychotherapy* (https://www.europsyche.org/)
- *International Society for Psychotherapy Research* (https://www.psychotherap yresearch.org/)

Hört sich erst mal interessant an; als ich das las, dachte ich mir: „Klasse, *Artificial Intelligence in Psychotherapy: A Framework for the Practice and Research aus dem Journal of Psychotherapy Integration* muss ich mir besorgen…" – dummerweise war diese Antwort *Bullshit.* Die genannten Artikel gibt es gar nicht. Ebenso hat kein Link zu genannten Communities funktioniert, und die Nennung der Konferenzen und Organisationen, die zwar existieren aber völlig unspezifisch für die Fragestellung sind, bringen ebenfalls keinerlei Mehrwert.

Die letzteren Antworten von ChatGPT waren also gar nicht hilfreich, das heißt auf verschiedenen Ebenen funktioniert der Chatbot verschieden gut. Aber damit ist doch schon einiges gesagt über dieses Thema…

(Eingeschränkte) Freiheit in der Psychotherapie

2

Beginnen wir mit dem Freiheitsbegriff.[1] „Freiheit" bedeutet zunächst einmal allgemein, ohne Zwang zwischen unterschiedlichen Möglichkeiten auszuwählen und entscheiden zu können. „Therapeutische Freiheit" geht laut unserem Chatbot, dem ich hier gerne recht geben möchte, noch einen Schritt weiter:

Definition: Die therapeutische Freiheit bezieht sich auf das Recht und die Verantwortung eine:r Therapeut:in, die beste Behandlungsmethode für eine:n Patient:in auszuwählen.

Laut Wikipedia[2] bezeichnet „Therapiefreiheit" einen Grundsatz in der medizinischen Behandlung (und hier schließen wir die psychotherapeutische Behandlung mit ein), nach dem Ärzt:innen (bzw. Psychotherapeut:innen) aufgrund ihrer fachlichen Kompetenz grundsätzlich die freie Wahl der Behandlungsmethode zusteht, die sie ihren Patient:innen vorschlagen wollen. Prinzipiell haben Leistungserbringer einen breiten Ermessensspielraum bei der Wahl derjenigen Therapie, die ihnen medizinisch notwendig erscheint – sie müssen sich jedoch am jeweils aktuellen wissenschaftlichen Erkenntnisstand orientieren und die gebotene Sorgfalt walten lassen. Wenn für eine (lebensbedrohliche) Krankheit kein allgemein anerkanntes Therapieverfahren existiert, müssen von der gesetzlichen Krankenversicherung sogar Heilmethoden erstattet werden, deren Wirksamkeit noch nicht nachgewiesen ist, sofern eine gewisse Möglichkeit für einen Erfolg

---

[1] Wir benutzen hier einen einfachen und pragmatischen Freiheitsbegriff – es wird an dieser Stelle davon abgesehen, auf die sehr umfänglichen, zum Teil inkohärenten und sich ständig aktualisierenden philosophischen und psychologischen Diskussionen um „Willensfreiheit" (und ob es einen freien Willen überhaupt gäbe oder nicht) einzugehen.

[2] https://de.wikipedia.org/wiki/therapiefreiheit [abgerufen 1.8.23].

F. Jacobi, *Bedrohen KI-Algorithmen die psychotherapeutische Freiheit?*, essentials, https://doi.org/10.1007/978-3-662-68737-6_2

besteht. Diesen Spielraum hat das Bundesverfassungsgericht in einer Entscheidung aus dem Jahr 2005 bestätigt[3].

In gewissem Sinne eingeschränkt wird das Recht und die Verantwortung eine:r Therapeut:in, die beste Behandlungsmethode für eine:n bestimmte Patient:in auszuwählen, wenn es um Sorgfaltspflichten und berufsrechtliche Anforderungen geht (denen wiederum berufsethische Grundprinzipen zugrunde liegen). Vor diesem Hintergrund können wir uns also fragen, auf welche Freiheits-Begrenzungen wir uns im Bereich der Psychotherapie denn einigen wollen?

Einerseits würden Psychotherapeut:innen als approbierte Vertreter:innen eines freien akademischen Heilberufs spontan durchaus beanspruchen können: „Wir sind als Therapeutinnen und Therapeuten völlig frei, bzw. sollten immer völlig frei sein", und andererseits gibt es ja doch bestimmte Konventionen, an die sie sich in aller Regel halten – wobei es hierbei einiges an Grauzonen gibt, was wir etwa an rechtlichen und fachlichen Rahmenbedingungen in Deutschland illustrieren können:

- Ebene der *Berufsordnung* (die aus Prinzipien wie Schadensvermeidung, Pflicht zum Handeln zum Wohle der Patient:innen, Wahrung deren Autonomie, sowie Streben nach Fairness und Gerechtigkeit abgeleitet ist)[4]: Hier werden die allermeisten einverstanden sein und sich freiwillig in einer totalen Freiheit einschränken lassen, indem sie sich an die Berufsordnung halten.
- Ebene der *Psychotherapie-Richtline*[5] (in der „gesetzliche Erfordernissen einer entsprechenden ausreichenden, zweckmäßigen und wirtschaftlichen Psychotherapie der Versicherten und ihrer Angehörigen in der vertragsärztlichen Versorgung zu Lasten der Krankenkassen" geregelt sind): Hier ist es wahrscheinlich schon für manche Behandler:innen schwieriger zu behaupten, sich stets zu 100 % daran zu halten bzw. sich quasi vorschreiben zu lassen, bei welchen „Indikationen" welches Verfahren angewendet wird, oder etwa dass „psychoanalytisch begründete Verfahren, Verhaltenstherapie und Systemische Therapie nicht kombinierbar sind, weil die Kombination der Verfahren zu einer Verfremdung der methodenbezogenen Eigengesetzlichkeit des therapeutischen Prozesses führen kann".

---

[3] https://www.bundesverfassungsgericht.de/entscheidungen/rs20051206_1bvr034798.html [abgerufen 1.8.23].

[4] https://api.bptk.de/uploads/20060113_musterberufsordnung_b3e72ffe42.pdf [abgerufen 1.8.23].

[5] https://www.kbv.de/html/2924.php [abgerufen 1.8.23].

- Ebene der *Behandlungs-Leitlinien* (für die im Grunde im Sinne der fachlichen Sorgfaltspflichten eine, wenn auch nicht rechtlich verbindlich geregelte, Auflage besteht, diese anzuwenden bzw. zu berücksichtigen): Bei solchen Leitlinien, oder auch bei evidenzbasierten Therapiemanualen behaupten viele, dass diese ihre therapeutische Freiheit doch arg beeinträchtigen würden und dass sie sie deswegen – oft mit dem Argument, in der „echten Psychotherapie im Versorgungsalltag" ginge es um Dinge, die in Leitlinien und Manualen nicht abbildbar seien – nicht berücksichtigen wollen.

Als persönlichen Kommentar möchte ich hier anführen, dass mir entsprechende Debatten oft recht befremdlich sind, denn Leitlinien und Behandlungsmanuale hatten und haben niemals den Anspruch (und die Macht), jede Behandlung quasi algorithmisch und mandatorisch vorzuschreiben. Sie sollen, zumindest auf einer recht groben Auflösungsebene im Sinne von Diagnosegruppen (wohl wissend, dass sich im klinischen Alltag auf individueller Ebene darunter vielfältigste Ausgestaltungen finden) für alle Beteiligten (Behandler:innen, Patient:innen, Kostenträger und berufliche Aufsichtsinstanzen) eine Orientierung dahingehend liefern, welche Strategien und Interventionen wie gut bewährt sind. Leitlinien und Behandlungsmanuale sind also eher als Werkzeuge und Hilfen zu betrachten, die man kennen sollte, aber deren (Nicht-) Einsatz man mit einer gewissen therapeutischen Freiheit im Dienste des Patientenwohls durchaus flexibel handhaben darf. Und in diesem Zusammenhang soll auch eine erste, einfache und vorläufige Antwort auf die Frage „Wird die therapeutische Freiheit durch den Einsatz von Algorithmen bedroht?" angedeutet werden: Nein, die Algorithmen selbst bedrohen an sich erst mal gar nichts – es kommt auf deren Nutzung an, die wiederum idealerweise frei und fachlich selbstbestimmt ist.

Qualität und Fehlerkultur in der Psychotherapie

Wie wir schon von ChatGPT gehört haben, ist es möglich, dass der Einsatz von KI Algorithmen therapeutisch legitime Freiheiten bedrohen könnte, wenn sie dazu verwendet werden, die Entscheidungen eine:r Therapeut:in zu dominieren oder zu ersetzen. Solches kann auf mehreren Ebenen stattfinden: durch Zwänge außerhalb der eigentlichen Therapie, oder durch (unbewusste) Selbstbeschränkung von Psychotherapeut:innen. Dies berührt in besonderem Maße Fragen der Qualität und Fehlerkultur in der Psychotherapie.

3.1 Mögliche Zwänge außerhalb der eigentlichen Therapie: Neue verordnete Qualitätssicherungs-Maßnahmen?

Aktuell gibt es in Deutschland eine Entwicklung bei der Weiterentwicklung bzw. Neueinführung von Qualitätssicherungsmaßnahmen für die (ambulante) Psychotherapie, die von entsprechenden Diskussionen und Befürchtungen begleitet ist. Einige Thesen von Kostenträgern und Versorgungspolitik sind dabei: ohne Steuerung und Kontrolle laufen Qualität (Patientensicherheit) und Kosten aus den Runder; Versorgungs-Steuerung anhand von Reglementierung und Anreiz-Setzungen ist nötig und möglich; Transparenz anhand von dokumentierbaren Indikatoren ist ein Schlüssel zur Qualitätssicherung – in der somatischen Medizin und auch in Psychotherapie. Der Gemeinsame Bundesausschuss (G-BA) beschloss hierzu im Januar 2024 eine „Richtlinie zur datengestützten einrichtungsübergreifenden Qualitätssicherung"; hierbei soll es vor einer bundesweiten

Einführung erst eine Erprobungsphase geben, um auf Optimierungsbedarf im Hinblick auf inhaltliche, organisatorische und technische Aspekte zu prüfen.[1]

Dass bei solchen Maßnahmen zur Erhöhung von „Steuerung" und „Transparenz" zukünftig auch KI zum Einsatz kommen wird, ist derzeit noch nicht abzusehen, liegt aber nahe.

Eine ausgezeichnete Übersicht über das Thema Qualitätssicherung und Qualitätsmanagement in der Psychotherapie mit umfassender Quellensammlung und Nachzeichnung der Debatten zu verschiedenen Qualitätssicherungsverfahren liefert die ärztliche Psychotherapeutin Beatrice Piechotta auf ihrer hierzu eigens eingerichteten und fortlaufend gepflegten Webseite[2]. In einem Vortrag zur Frage „Qualitätssicherung – Ende der Freiheit?" (Piechotta, 2023) stellt sie einerseits positive Aspekte von Freiheit in Hinblick auf psychotherapeutische Arbeit heraus (z. B. individuelle Gestaltung, Spielräume, Kreativität), stellt andererseits aber auch kritische Fragen:

Bedeutet psychotherapeutische Freiheit etwa auch

…Freiheit der Psychotherapeut:innen von Überprüfung und Bewertung?

…Freiheit, sich als Psychotherapeut:in nicht infrage stellen zu müssen?

…Freiheit, sich die Patient:innen auszusuchen?

Dabei verweist sie auch auf das Spannungsfeld der „Freiheit der Psychotherapeut:innen vs. Unfreiheit der Patient:innen", und genau hier sollen Qualitätssicherungsverfahren, wie sie aktuell diskutiert werden ansetzen. Zweifellos tue die Berufsgruppe sehr viel für die Qualität ihrer Arbeit mit bewährten Mitteln aus der Profession heraus (z. B. Reflektieren, Fortbildung, Super-/Intervision, Qualitätszirkel), und an sich ist die Wirksamkeit von Psychotherapie empirisch gut nachgewiesen. Fragen aus Qualitätssicherungs-Sicht könnten aber zum Beispiel sein: „Wie viel von der Aus-/Fortbildung wird im Einzelfall umgesetzt?", „Wieviele Psychotherapeut:innen machen tatsächlich Super-/Intervision?", oder „Wie ist die „Wirksamkeit" der einzelnen Psychotherapeut:innen?". Qualitätssicherung zielt auf die Sicht der „Kunden" ab, also den anderen Betroffenen und Beteiligten im Gesundheitswesen (Patient:innen, Krankenkassen/Kostenträger/Versicherte, Politik/Gesellschaft), die der Psychotherapie nicht unbedingt mangelnde Qualität unterstellen, sondern wissen möchten: Wie IST denn nun die Qualität?

---

[1] (https://www.g-ba.de/beschluesse/6421/)

[2] https://qs-psychotherapie.de/

Zur Entwicklung von neuen Qualitätssicherungsverfahren beauftragt war das *Institut für Qualität und Transparenz im Gesundheitswesen* (IQTIG), das zunächst die Anforderungen an Qualität operationalisieren musste (Was gilt als gute Qualität bei der Behandlung? In welchen Bereichen gibt es Qualitätsdefizite oder Risiken? Welche Lösungsvorschläge gibt es dafür?) und dann überprüfen sollte, wie die einzelnen Einrichtungen (Kliniken/Praxen) dies umsetzen. Detailliert führt Piechotta (2023) die vielfältigen Probleme und Unzulänglichkeiten aus, die in diesem Prozess in der Vergangenheit deutlich wurden und beileibe noch nicht gelöst sind. Im Zusammenhang mit unserer Fragestellung – der potenziellen Bedrohung therapeutischer Freiheiten – fokussieren wir hier nun aber auf Qualitäts-Indikatoren, die in Zukunft eine Rolle spielen werden und deren Erhebung und Verarbeitung.

Zugrundeliegende Daten zur Prüfung von Qualitäts-Indikatoren würden zum einen in den Praxen erhoben werden (QS-Dokumentation) und in Patientenbefragungen gesammelt werden. Weiterhin sind auch Analysen von Abrechnungsdaten prinzipiell denkbar (zum Beispiel welche Leistungen für welche Diagnosen in welchem Umfang abgerechnet wurden); dies ist allerdings derzeit unter anderem aus Gründen des Datenschutzes nicht im Gespräch.

Tab. 3.1 zeigt geplante Qualitäts-Indikatoren der Praxiserhebung (a) und der Patientenbefragung (b) (Piechotta, 2023).

(b) Qualitäts-Indikatoren in der Patientenbefragung

1. **Aufklärung** *zur psychotherapeutischen Behandlung*
2. **Aufklärung** *zu den organisatorischen Rahmenbedingungen der psychotherapeutischen Behandlung*
3. **Information** *zur Versorgung in Notfallsituationen und weiteren Hilfsmöglichkeiten*
4. **Aufklärung** *zum Krankheitsbild*
5. *Aufmerksame und wertschätzende* **Kommunikation**
6. **Kommunikationsfördernde** *Gestaltung der Gesprächssituation*
7. **Partizipative Behandlungsplanung**
8. *Erfassen und Besprechen der patienten-individuellen* **Ziele** *und Entwicklungen*
9. **Abschlussphase** *der Richtlinien-Psychotherapie*
10. *Erwerb von Erfahrungen, Fertigkeiten und Strategien für den* **Umgang mit der Erkrankung**
11. *Verbesserung der* **Symptomatik**
12. *Erreichen der patientenindividuellen* **Ziele**

Tab. 3.1 Qualitäts-Indikatoren des IQTIG-Verfahrens für die Psychotherapie (aus Piechotta, 2023)
(a) Qualitäts-Indikatoren in der Praxisdokumentation

Qualitätsaspekt	Qualitätsindikator
Diagnostik	1. Umfassende/s **diagnostische/s Gespräch/e** mit Erfassung der behandlungsrelevanten Dimensionen 2. Patientenindividuelle Anwendung und Auswertung von **standardisierten diagnostischen Instrumenten**
Therapiezielvereinbarung	3. Formulierung von patientenindividuellen **Therapiezielen**
Erfassung und Besprechung des Therapiefortschritts im Verlauf	4. **Reflexion des Therapieverlaufs** 5. Patientenindividuelle Anwendung und Auswertung von **standardisierten Instrumenten Im Therapieverlauf**
Kooperation	6. Patientenindividuelle Absprachen und **Kommunikation mit an der Behandlung Beteiligten**
Vorbereitung und Gestaltung des Therapieendes	7. Reflexion des Therapieverlaufs hinsichtlich der **Einleitung der Abschlussphase** der Therapie 8. Abklärung der **Erforderlichkeit von anschließenden therapeutischen Maßnahmen** und/oder Maßnahmen zur Absicherung des Behandlungsergebnisses
Outcome	9. **Erhebung des Behandlungsergebnisses** am Ende der Therapie

Man kann sich unschwer das enorme Ausmaß an Daten vorstellen, das bei solchen Erhebungen anfallen würde, wenn für einzelne Therapien pro Jahr in hunderttausendfacher bis millionenfacher Ausfertigung Praxisdatensätze (mit derzeit geplant 89 Items/Therapie) und Patientenbefragungen (je 40 Items) anfallen, die auch noch miteinander verknüpft werden sollen – und die selbst zuerst einer datenbezogenen Qualitätssicherung und Aufbereitung unterzogen werden müssten (insbesondere der Umgang mit zu erwartenden Missing-Werten ist alles andere als trivial). Mit Sicherheit ist davon auszugehen, dass hierbei – vielleicht sogar notwendigerweise – auch versucht werden wird, bei den darauf aufbauenden Qualitäts-Analysen KI einzusetzen, um diese riesige Datenmatrix halbwegs unter Kontrolle zu halten…

Es sei übrigens auch noch angemerkt, dass für die genannten Indikatoren, die mit sehr hohem Aufwand erhoben werden sollen, bislang gar keine Qualitäts-Defizite belegt wurden, die nahelegen, dass hierbei besondere Kontrollmaßnahmen aus Sicht des Patientenschutzes dringend geboten seien. Auch ist unklar, wie genau welche Schlüsse aus solchen Daten gezogen werden sollen, z. B. wenn Therapeut:in während der Therapie dokumentiert, dass die Symptome mit Patient:in besprochen wurden, und Patient:in (nach Therapieabschluss) im Patientenfragebogen dieses verneint. Oder wie ein Rückmeldebericht interpretiert werden soll, in dem aufgeführt wird, zu wieviel Prozent die Indikatoren rechnerisch erfüllt sind.

Auch ist noch nicht abschließend geregelt, wie Kontrollmaßnahmen aussehen und ablaufen sollen; geplant ist, dass sogenannte Fachkommissionen, die Qualitätsmängel feststellen, über fördernde Maßnahmen (z. B. Beratung, Zielvereinbarung, Fortbildung) oder beim Ausbleiben von Verbesserung über Sanktionen (z. B. Honorarkürzung) entscheiden. Über den bereits genannten KI-Einsatz bei der Datenanalyse hinaus ist zu erwarten, dass KI-Tools auch als Interpretationshilfe (z. B. bei gefundenen signifikanten Abweichungen einzelner Praxen oder sonstwie auffälligen Datenmustern) und möglicherweise auch bei Generierung und Überwachung von Kontrollmaßnahmen eingesetzt werden.

3.2 Mögliche Selbst-Beschränkungen durch Psychotherapeut:innen

In Folge der Maßnahmen, die beim IQTIG entwickelt wurden und ggf. in nun anstehenden Testläufen und Machbarkeitsprüfungen weiterentwickelt werden, könnte es nun zu Selbst-Beschränkungen im Sinne eines „vorauseilenden Gehorsams" oder fehlgeleitetem Sicherheitshandeln verunsicherter Therapeut:innen kommen.

Dies ist ein wichtiger Kritikpunkt, der in diesem Zusammenhang bereits in einigen Stellungnahmen vorgebracht wurde: Externe Kontrollen führten zu Anpassung statt zur Verbesserung und könnten zur Folge haben, dass (ggf. auch unbewusst) es zu Effekten der Patientenselektion kommen könnte.Wenn sich Therapeut:innen beobachtet fühlen oder ihre Wahrnehmung allzu sehr auf Kontrollmechanismen lenken, die ihnen im Nacken zu sitzen scheinen, könnten sie zum Beispiel bestimmte Interventionen oder therapeutische Strategien (welche eigentlich durchaus indiziert wären) nicht einsetzen. Oder es werden gar Patient:innen gar nicht erst in Therapie genommen, bei denen möglicherweise Schwierigkeiten zu erwarten sind oder deren Prognose schlechter ist als bei anderen.

3.3   Fehlerkultur als zentrales Konzept im Feld therapeutischer Freiheit

Im Bereich des Umgangs mit Qualitätsfragen – ob in der Psychotherapie oder anderswo – müssen wir hier noch unterscheiden zwischen

Qualitätssicherung (weniger schwerwiegende Fehler machen).

versus

Qualitätsentwicklung (besser werden, und dabei auch aus Fehlern lernen).

In diesem Spannungsfeld ist *Fehlerkultur* ein ganz zentrales Konzept. Der Begriff der Fehlerkultur stammt aus den Sozial- und Wirtschaftswissenschaften und bezeichnet die Art und Weise, wie Gesellschaften, Kulturen und soziale Systeme mit Fehlern, Fehlerrisiken und Fehlerfolgen umgehen[3]. Zu Anfängen und wissenschaftlicher Betrachtung dieses allzumenschlichen Lebensthemas findet sich bei Wikipedia folgende gelungene Einführung:

„Seit Anbeginn der Menschheitsgeschichte sind Menschen mit Fehlern konfrontiert: Sie machen Fehler, sie erkennen Fehler und sie lernen aus Fehlern. Philosophische Zitate früherer Jahrtausende geben Einblick in die rationale Beschäftigung mit Fehlern und den Austausch über den richtigen Umgang: Das 3000 Jahre alte *I Ging* gibt Auskunft über wahres und falsches Handeln, und Konfuzius hält fest: „Wer einen Fehler gemacht hat und ihn nicht korrigiert, begeht einen zweiten." „Irren ist menschlich" stellt Seneca fest, Horaz mahnt: „In Fehler führt uns die Flucht vor Fehlern", und Cicero hält fest: „Jeder Mensch kann irren, aber nur Dummköpfe verharren im Irrtum."

Auch die analytische Beschäftigung mit dem Fehler verfügt über eine lange Tradition. Überliefert sind die Überlegungen von Aristoteles, der zwischen Unglück, Fehler und schlechtem Tun unterscheidet: Ein Unglück oder Unfall (griechisch atuchêma) geschieht unvorhersehbar und ohne böse Absicht. Im Unterschied dazu ist ein Fehler (hamartêma) zwar vorhersehbar, beruht aber keineswegs auf übler Absicht. Eine böse Tat (adikêma) hingegen ist sowohl vorhersehbar in ihren negativen Folgen als auch ein Ausdruck schlechter Absichten.

---

[3] https://de.wikipedia.org/wiki/fehlerkultur [Definitionen und Zitate hierzu sind aus diesem Wikipedia-Artikel entnommen; abgerufen 1.8.23].

Am Beginn des 20. Jahrhunderts wurden die wissenschaftlichen Diskurse zum Fehler und dem Umgang mit Fehlern intensiviert: Die Pädagogen Hermann Weimer und Arthur Kießling begannen die Psychologie des Fehlers zu ergründen, der Analytiker Sigmund Freud die Fehlleistungen des Unbewussten, Techniker beschäftigten sich mit Materialfehlern und Messfehlern und die Arbeits- und Organisationspsychologen mit Fehlern und Fehlervermeidung rund um das Thema Arbeitssicherheit. Auch die Gestaltpsychologie und die Kommunikationstheorie sowie die Linguistik (z. B. Benjamin Whorf) befassten sich mit der Fehlerverursachung. (…)

Als bedeutsam erwies sich dieser Forschungsstrang angesichts der Atomreaktorunfälle von Three Mile Island und Tschernobyl in der Ukraine. Er fand zunehmendes Gehör. Martin Weingardt benennt die Beinahe-Katastrophe als Beginn der interdisziplinären Forschung: „Hinsichtlich der wissenschaftlichen Fehlerforschung war eine solche ‚Geburtsstunde' vermutlich der 7. Juli 1980. An diesem Tag versammelte sich in Columbia Falls im US-Bundesstaat Maine eine internationale Gruppe von 18 Wissenschaftlern aus Bereichen der Ingenieurwissenschaften, der Neurologie, der Sozialwissenschaften und vor allem der Psychologie. Anlass dieser Konferenz war der am 28. März desselben Jahres geschehene Reaktorunfall in Block 2 des Kernkraftwerks Three Mile Island bei Harrisburg."

„Fehlerkultur" ist eine originär psychologische Domäne. Der Praxiseinsatz liegt allerdings bislang vor allem in den Bereichen Pädagogik, Technik und technische Risiken und neuerdings auch in der Medizin. Der Begriff des Fehlers berührt verschiedene Facetten:

- *Perspektive Ergebnis:* Etwas ist nicht so herausgekommen wie eigentlich erwünscht. Beispiel: Im Rahmen einer psychotherapeutischen Behandlung kommt es zu einer (nicht nur vorübergehenden) Verschlechterung der Symptomatik, Ziele werden nicht erreicht.
- *Perspektive Anforderungen an Prozesse (1):* Etwas wurde nicht so gemacht, wie es eigentlich allgemein anerkannter fachlicher Standard wäre („Kunstfehler"). Beispiel: Eine verhaltenstherapeutische expositionsbasierte Therapie wird nicht sachgerecht durchgeführt, etwa indem die Exposition nicht in Bezug auf das relevante Problemverhalten (z. B. abseits patientenseitiger Kernbefürchtung), zu niedrig dosiert (z. B. in zu wenig Durchgängen und in zu wenig verschiedenen Kontexten), nicht konsequent (z. B. nicht beachten und nicht unterbinden von Vermeidungsverhalten während der Expositionsübungen) oder gar ohne patientenseitige informierte Zustimmung erfolgt.
- *Perspektive Anforderungen an Prozesse (2):* Ein unerwünschtes Ergebnis trat in einem Kontext auf, für den gar keine allgemein anerkannten fachlichen Standards zur Hand waren. Beispiel: In einer Konstellation, für die es keine eine:r Therapeut:in zugängliche „Standardprozeduren" gab, zeigte ein eigens

konstruiertes individualisiertes Therapiekonzept (auch nach „Nachsteuern"
nach bestem Wissen auf Grundlage der psychologischen und therapeutischen
Expertise) keinen Erfolg.

- *Perspektive individuelles Fehlverhalten:* Auftreten individueller Verhaltens-
  fehler und Unzulänglichkeiten. Beispiel: Therapeut:in zeigt kommunikative
  Schwächen und bleibt für Patient:in unverständlich, oder Therapeut:in nimmt
  patientenseitiges Problemverhalten persönlich und reagiert abwertend und
  aggressiv.
- *Perspektive Schuldfokus vs. Ursachenfokus:* Entstandene Fehler können per-
  sonal verurteilt werden oder hinsichtlich ihrer Entwicklung analysiert werden.
  Beispiel: In einer Gruppensupervision wird ein (mutmaßlich vermeidbarer)
  Therapieabbruch vorwurfsvoll und ärgerlich markiert („Das hätte Dir echt
  viel früher auffallen sollen, dass Patient:in in ihrer Motivation höchst ambiva-
  lent war!") vs. es wird konstruktiv und respektvoll betrachtet, wie es zu dem
  Abbruch kam und damit auch eine Perspektive geschaffen („Lass uns doch
  mal schauen, warum diese ungünstige Entwicklung der Therapie nicht früher
  aufgefallen ist, und lass uns daraus lernen...).
- *Perspektive Fehlermanagement:* Die Orientierung auf den Umgang mit
  Fehlern ist durch mehrere Variablen charakterisiert, unter anderem durch
  Fehlerantizipation, Fehlerkompetenz, Fehlerlernen, Fehlerkommunikation und
  Fehlerrisikobereitschaft; die Beschäftigung hiermit findet insbesondere in der
  Arbeits- und Organisationspsychologie statt (vgl. Frese & Keith, 2015).

Nicht nur in Organisationen und Unternehmen, sondern auch in der Psychotherapie können wir davon ausgehen, dass eine produktive Fehlerkultur die scheinbar
kontroversen Fehlerstrategien Fehlervermeidung und Fehlerfreundlichkeit integriert. Optimalerweise stehen dort Fehlerstrategien zur Verfügung, die funktions-
und kontextspezifisch gezielt eingesetzt werden können und bei der die Fähigkeit
vorhanden ist und gepflegt wird, kompetent aus Fehlern zu lernen.

In punkto therapeutischer Freiheit halten wir zur Fehlerkultur folgendes fest:

- Eine gelungene Nutzung therapeutischer Freiheit bedeutet, sich des Fehler-
  potenzials produktiv zu bedienen, also „Irren ist menschlich" (Seneca)
  bescheiden zu akzeptieren, aber dann aus Fehlern systematisch zu lernen.
- Eine schlechte bzw. fehlgeleitete Nutzung therapeutischer Freiheit bedeutete,
  nicht aus Fehlern zu lernen (oder sie gar nicht erst zu erkennen), also „Jeder
  Mensch kann irren, aber nur Dummköpfe verharren im Irrtum" (Cicero), bzw.
  „Wer einen Fehler gemacht hat und ihn nicht korrigiert, begeht einen zweiten"
  (Konfuzius).

- Eine ungünstige Einschränkung therapeutischer Freiheit wäre es wiederum, stets ängstlich nach (möglichst vollständiger) Fehlervermeidung zu streben, also „In Fehler führt uns die Flucht vor Fehlern" (Horaz).

Sich produktiv der Nutzung des Fehlerpotenzials zu bedienen, also aus Fehlern oder Unzulänglichkeiten zu lernen, wird übrigens zum Beispiel im sogenannten „*Deliberate Practice*" systematisch praktiziert (Rousmaniere et al., 2017; Jacobi & Brehm, 2020). Dieser Ansatz hat ein besonders großes Potenzial dafür, aufbauend auf einer gelungenen Fehlerkultur sich als Therapeutin oder Therapeut lebenslang positiv weiterzuentwickeln.

Statistik und KI-Algorithmen als Mittel zur Detektion von Fehlern und Fehlentwicklungen

In punkto Fehlererkennung oder Detektion von (möglicherweise unguten) Auffälligkeiten liegt zweifellos ein mächtiges Potenzial von KI-Algorithmen im Sinne maschineller Mustererkennung, sowohl auf (aggregierter) Systemebene als auch auf Individualebene. Was bedeutet dies nun hinsichtlich möglicher Eingriffe in therapeutische Freiheiten?

Bei den folgenden Ausführungen gilt es allerdings zu berücksichtigen, dass es sich um hypothetische Annahmen handelt, denn faktisch hat ein Einsatz von KI in den benannten Feldern aktuell noch gar nicht Einzug gehalten.

Zum Thema der Nutzung von statistischen Daten und Methoden im Bereich der Versorgungsplanung und Behandlungssteuerung seien zur Klarstellung im Vorfeld noch folgende Punkte vorangestellt:

- Vieles für die Psychotherapie hoch relevante kann systematisch erfasst werden! („Messen" bedeutet in diesem Zusammenhang nicht, dass „alles" „objektiviert" gehört)
- Die erhobenen Daten sind nicht selbst-evident, d. h. müssen interpretiert werden! (Testergebnisse sind nicht per se mit Qualität gleichzusetzen)
- Daten zum Prozess und Ergebnis können Qualitäts-Probleme aufzeigen! (Aber auch hierbei ist sorgfältig zu analysieren und zu entscheiden, was für Schlüsse wer daraus ziehen soll)

F. Jacobi, *Bedrohen KI-Algorithmen die psychotherapeutische Freiheit?*, essentials, https://doi.org/10.1007/978-3-662-68737-6_4

4.1   Systemebene: Versorgungssteuerung auf Grundlage von Behandlungsdaten

Zunächst betrachten wir die (aggregierter) Systemebene, bei der eine Versorgungssteuerung auf Grundlage von Behandlungsdaten bereits jetzt möglich ist und zukünftig an Bedeutung gewinnen wird. Solches ist aktuell noch nicht KI-basiert, aber der Einsatz von KI ist hier mit Sicherheit alsbald zu erwarten.

4.1.1   Regionale Unterschiede in der Gesundheitsversorgung

Dass eine datengestützte Betrachtung des Versorgungsgeschehens hilfreich sein kann, wissen wir schon seit über 50 Jahren. Ein Pionier ist John E. „Jack" Wennberg, der sich mit regionalen Unterschieden in der Gesundheitsversorgung beschäftigte (*„Small Area Variations in Health Care Delivery: A population-based health information system can guide planning and regulatory decision-making"*; Wennberg, 1973). Hier offenbarten statistische Analysen große Unterschiede im Versorgungsgeschehen und in der medizinischen Infrastruktur in soziodemografisch scheinbar ähnlichen Regionen, die medizinisch in keiner Weise erklärbar waren. Allein die systematische versorgungsepidemiologische Abbildung (Mapping) von Krankheits- und Versorgungsdaten gaben Anstöße, Strukturen und Prozesse genauer zu analysieren, um das Verständnis für solche Unterschiede zu erhöhen und sinnvolle Planungsschritte zu etablieren. Von Jack Wennberg stammt das Bonmot *„In healthcare, geography is destiny"* – Was Du für eine Behandlung bekommst hängt nicht davon ab, was Du für ein Gesundheitsproblem hast, sondern wo Du wohnst...

Zur Illustration zwei Beispiele.

Dartmouth Atlas of Health Care
In dem von der Arbeitsgruppe Wennberg ins Leben gerufene und mittlerweile gut etablierte Projekt *Dartmouth Atlas of Health Care* werden seit einigen Jahrzehnten Versorgungsdaten (Strukturen und erbrachte Leistungen) statistisch aufbereitet und mittlerweile auch für die Ausbildung und Schulung von Ärzt:innen genutzt. Sie sollen damit dafür sensibilisiert werden, Behandlungsmaßnahmen „weise einzusetzen", also insbesondere über Behandlungsoptionen zu reflektieren, bei denen im Versorgungsalltag möglicherweise etwas schief läuft, derart dass mal so und mal so behandelt wird, ohne dass es dafür eine fachliche Begründung gibt.

Im Report „*What Kind of Physician Will You Be? Variation in Health Care and Its Importance for Residency Training.*" stellten Medizinstudierende selbst solche Beispiele zusammen (Arora et al., 2012). Dort wird etwa eine erhebliche Variation von Prostata-Transplantationen pro 1000 männliche Versicherte (U.S. Medicare) in 19 verschiedenen Krankenhaus-Versorgungsgebieten beschrieben. Auch ohne detailliert hierauf einzugehen, wird dort unmittelbar ersichtlich, dass viele Abweichungen vom Durchschnitt *nicht* mit unterschiedlichen Bedarfen wie etwa unterschiedlicher Krankheitsprävalenzen erklärt werden können. Es gibt zum Beispiel keinen Grund zu der Annahme, dass Patienten in Boston ein höheres Risiko für die Entwicklung einer gutartigen Prostatahyperplasie haben und dass sie deshalb transurethrale Prostatektomie mehr als viermal so häufig benötigen wie Patienten in Rochester. Stattdessen spiegeln die unterschiedlichen Raten für ein bestimmtes Verfahren eine ungeklärte Debatte über die Wirksamkeit der Behandlung wider. Mit anderen Worten: Die Ärzt:innen kennen oft nicht die „richtige" Rate für ein Verfahren, und je mehr man sich in der Chirurgie über die Wirksamkeit des Verfahrens uneinig ist, desto größer ist die Wahrscheinlichkeit einer geografischen Abweichung.

Die Autor:innen leiten aus solchen statistischen Befunden unmittelbare, für die klinische Aus- und Fortbildung relevante Implikationen ab, wie etwa Hinweise auf die Inadäquatheit mancher klinischer Leitlinie oder Trainingsmöglichkeiten für die richtige Indikationsstellung.

Interessanterweise ist im Umfeld des Dartmouth Atlas noch keine Diskussion über den Einsatz von KI-Algorithmen sichtbar bzw. keine KI explizit im Einsatz, obwohl sich die Nutzung von dort genutzten *big data* eigentlich hervorragend dafür eignen würde, die Identifikation von Versorgungsmängeln zu unterstützen und ggf. sogar Anregungen für Versorgungsverbesserungen zu geben.

Versorgungsatlas.de
In Deutschland existiert seit etwa 10 Jahren mit *versorgungsatlas.de* eine ähnliche Einrichtung. Auftrag und Anspruch ist dabei, die Vertragsärzte, die Kassenärztlichen Vereinigungen und ihre Vertragspartner, aber auch die Versicherten und die interessierte Öffentlichkeit über aktuelle Entwicklungen im Gesundheitswesen zu informieren. Der Versorgungsatlas unterstützt die Arbeit der Kassenärztlichen Vereinigungen, der Krankenkassen und der Gesundheitspolitik. Die systematische Aufbereitung und übersichtliche Darstellung der Forschungsergebnisse hilft dabei, regionsspezifischen Handlungsbedarf zu erkennen und das Versorgungsmanagement so zu gestalten, dass unerwünschte regionale Unterschiede abgebaut werden. Ziel ist, eine optimale Versorgungsqualität im Rahmen des gesetzlichen Leistungsanspruches zu gewährleisten.

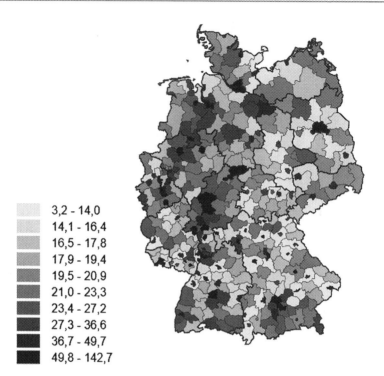

Abb. 4.1 Psychologische Psychotherapeut:innen in der vertragsärztlichen Versorgung pro 100.000 Einwohner [2018, auf Kreisebene; Quantils-Darstellung in 10 Klassen von 3,2–14,0 (am hellsten) bis 49,8–142,7 (am dunkelsten)]; Kartengrafik erzeugt in versorgungsatlas.de[1]

Schaut man sich nun zum Beispiel die dort generierte kartografische Verteilung von Psychologischen Psychotherapeut:innen an, so fällt unter anderem auf,
dass die Therapeutendichten im Osten Deutschlands (inklusive Bayerns) und in
ländlichen Gebieten deutlich geringer als dem Durchschnitt ausfällt (Abb. 4.1).

[1] https://www.versorgungsatlas.de/themen/versorgungsstrukturen%3Ftab%3D1&uid%
3D105&cHash%3D1fc1d18b3289a6d9bf9e95a4f42dd8c9 [erstellt am 1.9.23]; Kassenärztliche Bundesvereinigung – Dezernat Versorgungsmanagement. Vertragsärzte und
-psychotherapeuten je 100.000 Einwohner nach Fachgruppen und Regionen für die Jahre
2014 bis 2018 – Statistische Informationen aus dem Bundesarztregister der Kassenärztlichen
Bundesvereinigung. Zentralinstitut für die kassenärztliche Versorgung in Deutschland (Zi).
Versorgungsatlas-Bericht Nr. 19/09. Berlin 2019. URL: https://doi.org/10.20364/VA-19.09.

Dieser versorgungsepidemiologische Befund, der allein auf Routinestatistiken zurückgreift, kann nicht durch echte regionale Bedarfsunterschiede erklärt werden (Jacobi et al., 2016).

Daraus folgt einerseits, dass die sogenannte Bedarfsplanung, mit der die Verteilung von Kassenarztsitzen geregelt wird, bislang in Deutschland nicht wirklich Versorgungsgerechtigkeit herstellen konnte.

Andererseits wird hierbei ein durchaus wichtiger Aspekt therapeutischer Freiheit berührt, nämlich dass es zur Herstellung von Versorgungsgerechtigkeit wahrscheinlich Maßnahmen bedarf, die freie Wahl zu beschränken, wo man seinen Beruf ausüben will (sofern man an der kassenfinanzierten Regelversorgung teilnehmen möchte). Im Grunde bräuchte es gerade in ländlichen Gebieten übrigens sogar pro Einwohner eine höhere Psychotherapeut:innenzahl als in (bei den Leistungserbringenden beliebteren) Großstädten, weil die Entfernungen größer sind; dies ist bei der Psychotherapie patientenseitig besonders relevant, weil im Gegensatz zu vielen medizinischen Behandlungen keine punktuellen, sondern regelmäßige Termine über einen längeren Zeitraum nötig sind. Das Problem der Nichterreichbarkeit von psychotherapeutischen Leistungen ist hierbei insbesondere im Kinder-Jugend-Bereich besonders problematisch, weshalb nicht nur die regionale Verteilung, sondern auch die absolute Anzahl von Kinder- und Jugendlichenpsychotherapeut:innen offensichtlich einer „Steuerung" bedarf – aber wer lässt sich schon gerne „steuern", wenn es um die eigenen Präferenzen geht, wen ich wo (wie) behandeln möchte...?

Dieses Spannungsfeld zwischen Interessen von Behandler:innen und den Interessen von Patient:innen besteht übrigens genauso in anderen Disziplinen der Gesundheitsversorgung (man denke etwa an vielfältige Engpässe in der allgemeinärztlichen Versorgungslage) und ist keineswegs spezifisch für die Psychotherapie.

Derartige statistische Analysen befinden sich aktuell noch auf einer recht unkomplexen Auflösungsebene und gehen oft nicht über intuitive, „gefühlte" Erkenntnisse hinaus (wie etwa die eben gezeigte Darstellung zu nicht fachlich gerechtfertigten regionalen Versorgungsunterschieden bei der Psychotherapie in Deutschland). Dennoch sind sie wichtig, um angesichts nicht selten emotionalisierter und politisch motivierter Debatten eine gewisse Rationalität und Evidenzbasierung zu Versorgungsmängeln bereitzustellen. Der Einsatz von KI im Feld der Versorgungsdatenanalyse könnte dort aber möglicherweise noch deutliche Fortschritte oder gar eigene neue Qualitäten bringen, was Identifikation und möglichen Verbesserungsoptionen von Versorgungsmängeln betrifft – und das sicherlich auch im Bereich der Psychotherapie...

4.1.2 Ein Beispiel für besonders großangelegte Versorgungsplanung: Improving Access to Psychological Therapies (IAPT)

In England wurde 2008 eine mächtige Entwicklung in Gang gesetzt, die Angebote an und den Zugang zu Psychotherapie auszuweiten. Das Programm *„Improving Access to Psychological Therapies"* (IAPT) ist eine Initiative des *National Health Service* (NHS) zur Bereitstellung von mehr Psychotherapie für die Allgemeinbevölkerung. Es wurde von der Labour-Partei als Ergebnis wirtschaftlicher Bewertungen von Richard Layard auf der Grundlage neuer Therapierichtlinien des *National Institute for Health and Care Excellence* (NICE) entwickelt und eingeführt und insbesondere vom klinischen Psychologen David M. Clark vorangetrieben.

Ziel des Programms ist es, die Bereitstellung evidenzbasierter Behandlungen für häufige psychische Störungen wie Angststörungen und Depressionen in der Primärversorgung zu verbessern. Nach einem *„stepped care"* Modell wird dort zunächst minimale niedrigschwellige Interventionen oder angeleitete Selbsthilfe angeboten und umfangreichere Therapie für schwerere oder komplexere Erkrankungen. Mit deutscher Richtlinienpsychotherapie sind auch die intensiveren Formate allerdings nicht vergleichbar, denn weniger als 5 % erhalten eine Behandlung von mehr als 20 h (Scott, 2018). Die Ergebnisse werden anhand standardisierter Fragebögen (z. B. PHQ-9) bewertet, wobei angestrebt wird, möglichst *alle* behandelten Fälle entsprechend zu evaluieren.

Zweifellos handelt es sich um ein wichtiges gesellschaftliches Ziel, die psychische Gesundheit der Allgemeinbevölkerung zu verbessern und den allgemeinen Zugang zur Versorgung sicherzustellen. Ob aber IAPT dieses Ziel erreicht und hierbei auch eine kosten-effektive Maßnahme darstellt, ist umstritten: Manche (z. T. von IAPT selbst durchgeführte) Studien kommen zu dem Schluss, dass die Effekte in der IAPT-Versorgung denen von Psychotherapie in Therapiestudien gleichen und durch die große Zahl erreichter Patient:innen ein Public Health-bezogener Gewinn entstanden ist (Wakefield et al., 2020). Andere wiederum bezweifeln die Validität solcher Studien und betonen ungelöste Probleme (Scott, 2021, Westwood et al., 2017), zum Beispiel dass letztendlich nur ein sehr kleiner Teil (<25 %) der ursprünglich an IAPT überwiesene Patient:innen auch wirklich eine nennenswerte Behandlung erhält bzw. eine solche auch in Anspruch nimmt, oder dass ein erheblicher Teil (50–70 %) des IAPT-Personals Burnout-Probleme äußert, oder dass letztendlich trotz des IAPT-Anspruchs auf größtmögliche Transparenz völlig unklar bleibe, um was für Patient:innen es sich genau handele oder was für „Therapie" tatsächlich durchgeführt wird.

Betrachten wir nun auch für dieses Beispiel die Frage, wie Qualitätssicherung der Versorgung auf (aggregierter) Systemebene eine Versorgungssteuerung auf Grundlage großangelegter Datenanalysen stattfindet – in deren Rahmen künftiger Einsatz von KI-Algorithmen zu erwarten ist. Clark et al. (2018) verglichen anhand der genannten Fragebögen die Outcomes zwischen verschiedenen Behandlungszentren für 2014–2015, die damals bereits schon digital und öffentlich zugänglich gespeichert wurden. Die dort genutzten statistischen Regressionsmodelle identifizierte eine Reihe an Prädiktoren für klinisch signifikante Verbesserungen im Zuge der IAPT-Behandlungen. Bessere Ergebnisse wurden gefunden für:

- Fälle, die überhaupt eine Behandlung antraten
- bei weniger ausgefallenen Terminen
- bei höherer Sitzungszahl
- bei schnellerer Behandlungsaufnahme
- in Zentren in Gegenden mit eher weniger sozialer Deprivation

Mit diesen Prädiktoren konnten 22 %–33 % der Therapie-Ergebnis-Varianz zwischen den Zentren aufgeklärt werden. Die Autor:innen plädieren dafür, zukünftig noch eine Vielzahl weiterer Variablen der durchgeführten Therapien und deren Administration zu erfassen und digital öffentlich bereitzustellen – und angesichts der extrem komplexen Datenmatrix, die hierdurch entstehen könnte (einschließlich der Berücksichtigung von Missings in einem solchen gigantischen Datensatz) liegt der Einsatz von maschinellem Lernen und anderen KI-basierten Analysen unmittelbar nahe. Kann nun hierbei therapeutische Freiheit bedroht werden?

Bereits im Kontext der geplanten IQTIG-Qualitätssicherung ambulanter Psychotherapie in Deutschland genannt wurde die Gefahr für Effekte der Patientenselektion, was auf IAPT übertragen bedeuten könnte, dass die Zentren, die in solchen Datenanalysen schlechter abschneiden, möglicherweise Patient:innen mit schlechterer Prognose weniger häufig aufnehmen als Patient:innen mit guter Prognose. Auch könnte die Gefahr entstehen, dass systematisch die Datenlage manipuliert wird (z. B. indem Patient:innen mit schlechterem Outcome seltener nachuntersucht werden). Clark et al. (2018) fokussieren eher auf positive Potenziale: „Schlechtere" Zentren könnten systematische Unterstützung bekommen, die ihnen hilft, bessere Versorgungswerte zu erzielen, und es könnten bestimmte Anreize gesetzt werden, die Umsetzung der genannten Prädiktoren zu verbessern. Auch betonen sie zurecht die Wichtigkeit, sich in der Versorgungsforschung nicht nur die Effektivität von Behandlungsmaßnahmen an sich, sondern auch die deren Implementation zu analysieren.

Wie sich leicht denken lässt, gibt es auch Kritik an solcher flächendeckenden Datenerhebung und dem hiermit zusammenhängenden Ruf nach mehr Transparenz. Zum Beispiel hält Rosemary Rizq (2019) ein Plädoyer für das Recht auf Opazität (also geradezu das Gegenteil von Transparenz) in der Psychotherapie: Zwar sei „Transparenz" heutzutage gleichbedeutend mit Offenheit, Demokratie, Zugänglichkeit und Wahrheit – aber trotz ihrer fortschrittlichen und emanzipatorischen Versprechungen führe die Transparenz nur allzu oft zu unbeabsichtigten Folgen. Zum Beispiel könnte eine unverständliche Datenflut widersprüchliche Meinungen und Interpretationen und damit Vertrauensverlust produzieren. Eine Kultur des Misstrauens und der Überwachung wiederum kann immer noch dringendere Forderungen nach Qualitätskontrolle und Qualitätssicherung nach sich ziehen und damit entsprechende Teufelskreise in Gang setzen. In Bezug auf die IAPT-Versorgung sagt sie:

> *„All diese Informationen können jedoch dazu führen, dass unser Verständnis und unsere Sorge für depressive und ängstliche Menschen allzu leicht in der Sorge um Statistiken, Wartelisten, Ergebnismessungen und Rückübernahmequoten untergeht: Daten, die offenkundig weder neutral noch kontextfrei sind. Sie sprechen sicherlich nicht für sich selbst; sie erfordern eine menschliche Perspektive, aus der heraus man auf ihre Bedeutung schließen und über sie nachdenken kann."*

In diesem Zusammenhang äußert Rizq (2019) auch die Sorge, dass vor solchen Hintergrundbedingungen eine Standardisierung von Psychotherapie bis hin zur totalen Manualisierung Einzug erhalten könnte – was offensichtlich therapeutische Freiheiten extrem beschränken würde. Ferner könnte eine umfassende Qualitätssicherung, welche die Legitimation und Rechenschaftspflicht durch Transparenz anstrebt, leicht in einen Totalitarismus abgleiten, wenn sie sich in Strategien der öffentlichen Überwachung verstrickt, in denen kein privates Forum mehr erlaubt ist. In der Tat sind wir heutzutage selbst mit Überwachungsmethoden konfrontiert, die wir bereitwillig etwa via Smartphone in unser tägliches Leben integrieren. In einer Gesellschaft, die sich den Idealen der Transparenz verschrieben hat, sei allerdings kein Platz für diejenigen, die sich von diesem Projekt ausschließen wollen. Schon der Wunsch, sich zu verstecken, setzt Schuld voraus: „Wenn Sie unschuldig sind, warum sollten Sie nicht Ihre Daten teilen wollen? Wenn das, was Sie im Sprechzimmer tun, eine „gute Praxis" ist, warum sollten Sie nicht wollen, dass man sich das ansieht?"

Somit könnten im Bereich der Psychotherapie im Namen einer uneingeschränkten Überwachung erhebliche Kollateralschäden entstehen: „Transparenz als Tyrannei, die uns zwingt, als Auditoren, Inspektoren und Kunden zu handeln, anstatt als Therapeuten, Patienten und Bürger". Als Analytikerin verweist Risq

hierbei auch auf Freud (1912, S. 118): „Der Arzt, sagt Freud (1912, S. 118),"
„sollte für die Patienten undurchsichtig sein." Es sei diese Undurchsichtigkeit,
diese verborgene oder rätselhafte Qualität, die es ermögliche, dass unbewusstes
Material zum Vorschein kommt und für die Interpretation verfügbar werde.

Die Autorin stellt übrigens die These auf, dass interessanterweise die „Trans-
parenzagenda" von IAPT aufgrund im Grunde „versteckter" politischer Eigenin-
teressen quasi im Hinterzimmer durchgesetzt worden sei und weiterhin gesteuert
werde. Ohne dies beurteilen zu können, möchte ich in diesem Zusammenhang auf
die Bedenken hinweisen, die Scott (2018) geäußert hat: IAPT hat den Anspruch,
evidenzbasiert und transparent vorzugehen, entzieht sich selbst aber stellen-
weise einer unabhängigen transparenten Evaluation. Man kann hier den Eindruck
gewinnen, dass dieser „Tanker" IAPT mittlerweile *„too big to fail"* geworden ist,
um trotz der geäußerten Klagen und Bedenken nochmal ernsthaft und auf den
Prüfstand gestellt zu werden. Eine riesige Datenquelle wird es jedenfalls bleiben,
die zunehmend auch in Therapiestudien genutzt und sicherlich absehbar auch von
KI-basierten Tools durchforstet werden wird.

4.2 Ebene individueller Therapien: Akzidentielle Fehler, Kunstfehler und „bad therapists"

Eine wichtige Perspektive, *Qualitätsmanagement* zu betreiben, ist dass man aus
Fehlern und Unzulänglichkeiten systematisch lernt, um sich weiterzuentwickeln
(vgl. „Fehlerkultur"). Dies ist zu unterscheiden von „schlechtem Tun" im Sinne
von nachlässiger Verletzung von Standards oder gar gegen die Berufsordnung
verstoßendes therapeutisches Handeln.

Eine wichtige Facette von Qualitätssicherung ist der Schutz von Patientinnen
und Patienten davor, fehlerhafte, schlechte bzw. sogar schädliche Behandlungen
zu erhalten. In der Psychotherapie haben wir uns noch erstaunlich wenig mit
dem Thema „Kunstfehler" beschäftigt, aber wir müssen davon ausgehen, dass
in der Versorgungspraxis solche nicht selten auftreten (Gawlytta et al., 2019;
Frenzl et al., 2020). Bereits Rudolf Virchow (1879) definierte Kunstfehler als „die
Gesundheitsschädigung eines Patienten aus Mangel an gehöriger Aufmerksamkeit
oder Vorsicht und zuwider allgemein anerkannter Regeln der Heilkunde." Ob
solche vereinzelt mal auftreten (akzidentiell) oder regelmäßig (ohne böse Absicht)
oder gar vorsätzlich auftreten, hat viel mit der Person des Therapeuten bzw. der
Therapeutin zu tun.

Es haben also nicht nur Problemlage und patientenseitige Psychopathologie
und eingesetzte Intervention einen Einfluss auf das Therapieergebnis, sondern in

Tab. 4.1   Manifestationen und Warnsignale für *„bad therapists"*

---

1. **Direktes Fehlverhalten, Kunstfehler bzw. Unzulänglichkeiten in Therapien**

- Fehlende emotionale Abgrenzung, persönliche Involviertheit
- „eigene Themen einbringen", mit Therapie von Patienten eigene Bedürfnisse befriedigen (z. B. Selbstwerterhöhung, „emotionaler Voyeurismus", weltanschauliche Einstellung verbreiten wollen)
- Persönliche Verwicklung, Probleme bei der Regulierung von Nähe und Distanz
- Invalidierendes Verhalten ggü Pat., ausschließliche Defizit-Orientierung („negatives Menschenbild")
- Nachhaltig negative Gefühle ggü. Pat. (bis hin zum Hass)
- Regelmäßig im Clinch mit Patientinnen bzw. Patienten (z. B. „Ausfallhonorar")
- Fehlende Anpassungsfähigkeit auf Patienteneigenschaften (z. B. sprachlich: unpassende Verwendung von Fachjargon) oder Patientenziele und –Möglichkeiten bzw. Motivationslagen (z. B. Patient:in. zu etwas zwingen, was er/sie nicht möchte)

Hierbei unmittelbar die Berufsordnung und damit verbundene Standards betreffend:
- Fehlende Zielklärung, Abwesenheit von Struktur
- Vermeiden indizierter Behandlungsmethoden (z. B. aus Angst), „Weichspül-Therapie" (Vermeiden jeglicher Konfrontation und von Ansprechen realer Probleme), Nichtbeachtung von Leitlinien
- Vernachlässigung von Sorgfaltspflichten (z. B. Nichtbeachtung von oder Nicht-Reagieren auf Warnsignale auf Suizidalität, Unzuverlässigkeit und Unpünktlichkeit, alkoholisiert/intoxikiert in Therapiesitzung gehen)
- Berufsrechtliche Verstöße (z. B. Schweigepflichtsverletzung, private Beziehungsangebote machen oder wenn patient:innenseitig vorgebracht darauf eingehen, Missbrauch und Ausbeutung von Pat., Abrechnungsbetrug; fahrlässig vs. vorsätzlich)

---

2. **Personale und interpersonale Defizite und Probleme**

- Hinweise auf mangelnde Introspektions- und Reflexionsfähigkeit
- „lässt nichts blicken", sehr zurückhaltend, wenn es um eigene Anteile in Therapien geht, kaum zugänglich
- Mangelnde Problemeinsicht, unzugänglich gegenüber Kritik (bis hin zur Feindseligkeit)
- Versuche, etwas bei einer anderen Stelle zu erreichen, wenn es bei einer ersten Stelle nicht wunschgemäß geklappt hat (z. B. Erwirken von Ausnahmeregelungen)
- Drängend, fordernd/anspruchlich, leicht angegriffen
- Schwierigkeiten im kollegialen Umgang, bei der Empathie, in der Kommunikation und anderer interpersonaler bzw. Beziehungs-Kompetenzen, bei denen man sich fragt, wie das denn dann wohl beim Umgang mit „schwierigen" Patientinnen und Patienten ist…?
- Inflexibel (bis hin zur ideologischen Rigidität)
- Mangelnde Kenntnis von und mangelnde Sensibilität für andere Lebenswelten als die eigene (z. B. nicht-Ernstnehmen von Problemen mit Intersektionalität, Kultur-Insensibilität)

(Fortsetzung)

Tab. 4.1   (Fortsetzung)

- Fachliche Mängel (z. B. hinsichtlich Diagnostik, Behandlungswissen), fehlender fachlicher Austausch, unreflektierte Vernachlässigung von Leitlinien
- Erweckt den Eindruck, Selbsterfahrung nicht für die therapeutischen und organisatorischen Probleme zu nutzen, um die es eigentlich gehen müsste
- Erweckt regelmäßig den Eindruck, Probleme mit Ehrlichkeit und Integrität sowie psychischer Stabilität und psychischer Gesundheit (z. B. Persönlichkeitsstörung, Sucht) und eigener Selbstfürsorge zu haben

3. Probleme in professionellen (oder Ausbildungs-) Kontexten und Prozessen

- Organisationsprobleme, Unzuverlässigkeiten
- Schwierigkeiten, Regeln einzuhalten (z. B. Fristen, Regularien, Supervisionsprotokolle, Fallberichte, Auflagenerfüllung)
- Probleme bei Dokumentation
- Probleme bei Berichten und Anträgen
- Regelmäßige formale Konflikte im Rahmen der Ausbildung (z. B. Widerspruch bei Supervisionsrechnungen)
- Häufige Therapieabbrüche
- Häufige Supervisor:innenwechsel
- Patientenseitige Beschwerden
- Mangelnde Kooperation / fehlende Zusammenarbeit mit anderen Behandler:innen
- …

besonderem Maße auch der oder die Therapeut:in. Wenn es um Qualitäten geht, die eine gute Therapeutin oder einen guten Therapeuten ausmachen, kommen uns meist recht schnell eine Reihe an Eigenschaften und Fertigkeiten in den Sinn (Jacobi & Brakemeier, 2017), zum Beispiel: gute zwischenmenschliche Fertigkeiten; die Fähigkeit, Vertrauen und Zuversicht zu erzeugen; Bereitstellung eines plausiblen, konsistenten, akzeptablen – und somit individuell angepassten – psychologischem Erklärungsmodells; gute Kenntnisse der eigenen psychologischen Prozesse (um möglichst keine eigenen Anteile und persönliches Material in die Therapie einzubringen); Fähigkeit, schwierige und schmerzhafte Themen nicht zu vermeiden, was bisweilen durchaus auch ein konfrontatives Vorgehen erfordert; und manches mehr. Was aber möglicherweise eine *schädliche* Qualität ausmacht, fällt oft weniger leicht zu benennen.

„*Bad therapist*" – so möchte ich diejenigen nennen, in deren Therapien regelmäßig bzw. vorhersehbar und systematisch toxisch (wenn auch ggf. unbewusst und ohne üble Absicht) Kunstfehler und berufsethisch inakzeptables Handeln auftreten. In einem Diskussionsprozess unter Supervisorinnen und Supervisoren sowie mit Psychotherapeut:innen in Ausbildung an der Psychologischen Hochschule Berlin (PHB) und der Berliner Akademie für Psychotherapie (BAP) haben wir 2020 eine Sammlung „Prototypischer Warnsignal-Konstellationen" entlang einiger weniger „Problem-Fälle" aus der Vergangenheit zusammengestellt, die in drei Bereiche unterteilt wurden (Tab. 4.1):

1. Direktes Fehlverhalten, Kunstfehler bzw. Unzulänglichkeiten in Therapien;
2. Personale und interpersonale Defizite und Probleme;
3. Probleme in professionellen (oder Ausbildungs-) Kontexten und Prozessen.

Wo könnten hier nun Ansätze für Qualitätssicherungsmaßnahmen liegen – und wie könnte man solche „bad therapists" überhaupt erkennen, denn es ist ja i. d. R. nicht möglich (und auch nicht erwünscht), unmittelbar kontrollierend in Therapien hineinzuschauen?

Folgende Möglichkeiten liegen hier nahe:

• Befragung von Patient:innen
• Kollegialer Austausch (Sensibilisieren, Unterstützen) und Pflege einer guten Fehlerkultur
• (systematische) Untersuchung von Prozessen und Indikatoren im Therapiege- schehen (z. B. Dokumentation, Abrechnung, Sitzungsumfänge und -Frequenz, Akkumulation von Problemen)

Die (systematische) Untersuchung von Prozessen und Indikatoren im Therapie- geschehen ist durchaus ein Bereich, in dem möglicherweise – analog zu oben genannter Fehlerdetektion bzw. Mustererkennung auf einer Makro-Ebene der Versorgung – KI-Algorithmen zum Einsatz kommen könnten. Wie man aller- dings in diesem naturgemäß besonders heiklen und emotional besetzten Bereich verfährt, um solches (auch unter Wahrung der Rechte der Therapeut:innen) adäquat zu handhaben, und welche Instanzen welche Sanktionen bei identifi- zierten „bad therapists" auf welcher Grundlage aussprechen können, steht auf einem ganz anderen Blatt. Prinzipiell spielen hier die Psychotherapeutenkammern eine zentrale Rolle, die – quasi als maximale Einschränkung der therapeutischen Freiheit – den Entzug der Approbation veranlassen können.

Statistik und KI-Algorithmen als Hilfen zur Verbesserung von Therapien

ChatGPT hatte uns ja eingangs auch Bereiche genannt, bei denen der Einsatz von KI-Algorithmen positive Auswirkungen auf die therapeutische Praxis haben kann, z. B. indem sie helfen können, schnellere und genauere Diagnosen oder Indikationen zu stellen oder individuelle Behandlungspläne zu entwickeln. Auch die Rückmeldung von Therapieergebnissen bzw. patientenseitiges Feedback spielt hier eine wichtige Rolle.Statistische vs. Klinische Vorhersagen

5.1   Statistische vs. Klinische Vorhersagen

Eine zentrale Erkenntnis in diesem Feld ist, dass man sich nicht auf die eigene klinische Erfahrung allein verlassen sollte: viel therapeutische Erfahrung hilft nicht automatisch viel dabei, sich weiter zu verbessern.

Dies wissen wir in der Psychologie eigentlich schon seit über 70 Jahren. Paul E. Meehl (1954) hatte in seinen klassischen Untersuchungen zum Vergleich von klinischen und versicherungsmathematischen Herangehensweisen herausgearbeitet, dass klinische Vorhersagen gegenüber statistikbasierten („aktuarischen") Vorhersagen erstaunlich schlecht abschneiden. Später konstatierte er (Meehl, 1986), dass es keine Kontroverse in den Sozialwissenschaften gäbe, die so einheitlich in dieselbe Richtung gehen wie seine damaligen Befunde. Dies ist bemerkenswert – gerade vor dem Hintergrund der allseits bekannten „Replikationskrise" in der Psychologie (vgl. Shrout & Rodgers, 2018). Meehl trägt hier allerdings ziemlich dick auf (S. 371): „Von falscher Bescheidenheit einmal abgesehen: Wenn ein ziemlich kluger Kopf wie ich, mit einer Ausbildung in Wissenschaftsphilosophie, mathematischer Statistik und klinischer Psychologie und mit einer intensiven Motivation (die, wie ich beschrieben habe, ihren Ursprung in der klinischen und versicherungsmathematischen [aktuarischen] Herangehensweise hat), ein Jahrzehnt lang über eine Frage nachdenkt, ist das, was dabei herauskommt, wahrscheinlich ziemlich gut. Ich habe festgestellt, dass ich höchstens 5 % von dem, was ich in der ersten Auflage geschrieben habe, zurücknehmen muss." Ferner nennt er dort Gründe für das Negieren von statistischer Überlegenheit, d. h. dafür, dass seine Erkenntnisse in der Praxis zu wenig umgesetzt würden:

1. **Schiere Ignoranz** („Es erstaunt mich, wie viele Psychologen, Soziologen und Sozialarbeiter die Daten nicht kennen, keine Ahnung von der Mathematik und Statistik haben, die relevant sind, keine Ahnung von der Wissenschaftsphilosophie haben und nicht einmal wissen, dass es in der wissenschaftlichen Literatur hier eine Kontroverse gibt.")
2. **Die Gefahr der technologiebedingten Arbeitslosigkeit** („Wenn promovierte Psychologen die Hälfte ihrer Zeit damit verbringen, Rorschachs zu machen und in Teamsitzungen darüber zu sprechen, dann wollen sie nicht glauben, dass eine Person mit einem MA in Biometrie viele der Vorhersageaufgaben besser erledigen könnte.")
3. **Selbstkonzept** („Das ist es, was ich tue; das ist die Art von Profi, die ich bin. Dieses Selbstbild zu erschüttern, ist etwas, das jedem von uns zu schaffen machen würde.")
4. **Theoretische Identifikationen** („Ich bin ein Freudianer, obwohl ich zugeben muss, dass die Freud´sche Theorie mir nicht erlaubt, etwas von praktischer Bedeutung über die Patienten vorherzusagen. Eine solche kognitive Position ist zwar nicht widersprüchlich, würde aber den meisten von uns Unbehagen bereiten.")
5. **De-humanisierender Beigeschmack** („Eine Gleichung zu verwenden, um die Handlungen einer Person vorherzusagen, bedeutet, die Person wie eine weiße Ratte oder ein unbelebtes Objekt zu behandeln, als ein Es und nicht als ein Du; daher ist es moralisch [spiritually] verwerflich.")
6. **Falsche Auffassungen von Ethik** („Ich stimme mit Aquin überein, dass caritas keine Angelegenheit der Gefühle ist, sondern eine Sache des rationalen Willens. [...] Dass es sich für mich als Prognostiker besser, wärmer und kuscheliger anfühlt [wenn ich die aktuarischen Methoden ignoriere], ist in der Tat eine schäbige Ausrede.")
7. **Computerphobie** („Bei einigen Sozialwissenschaftlern, vor allem aber bei Geisteswissenschaftlern, gibt es eine Art allgemeiner Abneigung gegen die

Vorstellung, dass ein Computer Dinge besser kann als der menschliche Verstand. Ich kann dies bei mir selbst feststellen, was psychoanalytische Schlussfolgerungen und Theoriebildung angeht, aber ich betrachte es als einen irrationalen Gedanken, den ich versuchen sollte zu überwinden.")

Für Psychotherapeut:innen ist dies möglicherweise schwer zu verdauen: Das kann doch irgendwie nicht sein, dass ein Versicherungsmathematiker möglicherweise zu valideren Ergebnissen kommt als ich mit meiner klinischen Expertise…? Und auch der überhebliche Ton, den Paul E. Meehl (1986) da anschlägt, ist nicht eben leicht erträglich. Aber dennoch sollten wir uns fragen, ob wir nicht doch seine Grundbotschaft annehmen können, denn Meehl wurde dann hinsichtlich seines Lebenswerks wirklich gefeiert (vgl. eine Sonderausgabe im Journal of Clinical Psychology, 61(10) aus dem Jahr 2005: „A Great Pioneer of Clinical Science Remembered: Special Issue in Honor of Paul E. Meehl:"). Ich möchte es hier folgendermaßen formulieren:

Sollten wir uns als Psychotherapeut:innen vor dem Hintergrund der Meehl´schen Befunde nicht die Freiheit nehmen, technische Hilfsmittel (incl. zukünftiger KI-Algorithmen) zur Unterstützung heranzuziehen…?

5.2 Nutzung von (automatisiertem) Feedback in der Psychotherapie

Ein entscheidender Punkt ist also die Frage, warum viel therapeutische Erfahrung nicht automatisch viel hilft. Hierzu gibt es ein schönes Gedankenspiel von Stephen Hayes (vgl. „ACT and the Coming Era of Process Based Therapy; https://www.youtube.com/watch%3Fv%3Dw18JMtD0YnQ). Es gibt einen fundamentalen Unterschied zwischen dem Trainieren von Freiwürfen und dem Trainieren von schwierigen Situationen in der Psychotherapie. Wenn wir im Basketball Freiwürfe üben und machen das 50, 100, 1000 oder gar 10.000 mal, da können wir davon ausgehen, dass wir nach dem 10.000sten mal gegenüber dem ersten mal deutlich besser geworden sind. Stellen wir uns jetzt aber die hypothetische Situation vor, wir würden Freiwürfe üben und dabei aber die Augen verbinden und die Ohren zustopfen, also gewissermaßen blind und taub den Ball Richtung Korb werfen. Dann würden wir uns wahrscheinlich nicht verbessern, was daran liegt, dass wir dann keine unmittelbare Rückmeldung bekommen, weil wir nicht sehen oder hören, ob der Ball reingegangen ist. Es macht also einen fundamentalen Unterschied, ob ein unmittelbares Feedback über den Outcome vorhanden vs. nicht vorhanden ist.

In der Psychotherapie haben wir üblicherweise keine bzw. in der Regel nur sehr verzögerte Rückmeldung über den Therapieerfolg und können uns fragen, ob wir unsere klinische Vorhersagekraft nicht unterstützen könnten, indem wir uns systematisches Feedback einholen? Einer der bekanntesten Psychotherapieforscher der vergangenen Jahrzehnte, Michael Lambert, hat dieses Feld stark vorangebracht (Lambert, 2016). Es geht nicht nur darum, was für Therapiemethoden wir einsetzen, sondern auch darum, welche Hilfestellung hinsichtlich Rückmeldungen wir nutzen. Denn das beeinflusst die Art und Weise, wie wir darüber reflektieren, wie wir unsere Effektivität weiterbringen können. Dies verweist auch auf die genannten Meehl´schen Befunde und auf die Selbstüberschätzung von Expertinnen und Experten – ein deutlicher „optimistischer Bias" findet sich übrigens natürlich nicht nur im therapeutischen Bereich, sondern ist schlicht allzu menschlich.

Ein ernstes Problem in der Routinepraxis und bei klinischen Studien ist die tendenzielle Unfähigkeit von Kliniker:innen, Patient:innen zu identifizieren, die sich im Laufe der Behandlung verschlechtern. Auch wird häufig versäumt, eine Verschlechterung während der Behandlung als Warnzeichen für eine endgültige Verschlechterung und ein Scheitern der Behandlung anzusehen. Hannan et al. (2005) zeigten zum Beispiel, dass selbst dann, wenn die Therapeut:innen die Basisrate der Verschlechterung in ihrer Klinik kannten (8 %), nur 3 von 550 Patienten als wahrscheinlich für ein negatives Ergebnis einstuften und damit die wirkliche Zahl der verschlechterten Fälle (40 von 550) massiv unterschätzten. In dieser Studie waren demgegenüber aber statistische Algorithmen in der Lage, 36 der 40 verschlechterten Fälle (85 %) korrekt zu identifizieren. Auch dies ist ein sehr robustes Ergebnis: Kaum ein anderer Befund der Psychotherapieforschung der letzten Jahrzehnte hat so viel Evidenz angesammelt wie der, dass Feedback und statistische Unterstützung einzelne Psychotherapien verbessern kann und Psychotherapeut:innen insgesamt hinsichtlich ihrer Effektivität weiterbringt.

Solches Feedback ist besonders wirksam…

- bei negativem Therapieoutcome, d. h. die Zielgruppe sind insbesondere die Patient:innen, die im Therapieverlauf deutliche Verschlechterungen zeigen und damit auch langfristige Verschlechterungsrisiken haben (Lambert nennt diese ca. 20–40 % *"off-track"* Patient:innen),
- bei großer Diskrepanz zwischen Vorhersage der Behandelnden und der statistischen Vorhersage (d. h. das Feedback muss über ohnehin vorhandene Reflexion hinausgehen),

- wenn das Feedback mit konkreten Hinweisen und Unterstützungen verbunden wird, wie man eine Verbesserung bzw. ein „Nachsteuern" der Therapie erreichen kann,
- wenn das Monitoring des Therapiefortschritts direkt mit den Patient:innen besprochen wird, sowie
- bei Therapeut:innen, die den eigenen Widerstand gegenüber externer "Kontrolle" überwinden können und die ein Bewusstsein für eigene Unzulänglichkeiten und aber auch einen Glauben an Verbesserungsmöglichkeiten haben.

Gutes Feedback hat spezielle Anforderungen und ist optimalerweise...

- glaubwürdig,
- unmittelbar,
- häufig,
- systematisch (am besten elektronisch bzw. automatisiert),
- mehrere relevante Bereiche betreffend (Response, therapeutische Beziehung, individuelle Probleme)
- einfach (z. B. grafisch dargestellt) und
- nicht mehrdeutig.

Trotz der klaren Evidenz kommt dies allerdings bislang noch nicht richtig in der Praxis an. Es wird aber seitens der Psychotherapieforschung kontinuierlich empfohlen, und es werden Bemühungen unternommen, Akzeptanz und Praxistauglichkeit zu verbessern (Lutz et al., 2019; Lutz et al., 2022; Schaffrath et al., 2022).

5.3 Standardisierung vs. Personalisierung

Dass statistisch unterstützte (und zukünftig ggf. auch KI-basierte) Feedback-Systeme entindividualisieren sind, wäre ein Missverständnis – im Gegenteil wird die eben skizzierte Art von Therapieforschung „patientenorientierte Psychotherapieforschung" genannt. Und auch ChatGPT hat uns ja gesagt, dass der Einsatz von KI-Algorithmen auch positive Auswirkungen auf die therapeutische Praxis haben kann, indem sie helfen können, zum Beispiel auch individuelle Behandlungspläne zu entwickeln.

Vor dem Hintergrund, dass bekanntermaßen Patient:innen nicht gleichermaßen von Psychotherapie profitieren, sollten individuelle Unterschiede von

Patient:innen und deren Therapieverläufen stärker berücksichtigt werden. Neue Entwicklungen in innovativen Technologien eröffnen potenziell ausgeweitete (transdiagnostische) Möglichkeiten, sowohl digitale Erhebungsmethoden als auch KI-basierte Berechnungsmethoden zu nutzen; ob solche Methoden und Modelle zur Verarbeitung komplexer Daten tatsächlich zu Fortschritten im Psychotherapiebereich führen, ist allerdings noch offen (vgl. Hehlmann & Lutz, 2023). Beispiele für erfolgversprechende Ansätze, die sich in Erprobung befinden bzw. weiter ausgebaut werden, sind der *Trier Treatment Navigator* (TTN; Lutz et al., 2019) oder die Berechnung von *Personalized Advantage Indices* (PAI; DeRubeis et al., 2014).

Ein aktuelles Beispiel einer Studie hierzu ist die Forschungsgruppe „Personalisierte Psychotherapie für Patient:innen mit fehlendem Behandlungserfolg: Mechanismen, prädiktive Marker und klinische Anwendung" (https://forschung sgruppe5187.de/de). Hier soll geprüft werden, ob eine verbesserte Prädiktion mit umfangreicher Phänotypisierung der Patient:innen möglich ist, die sich verschiedener Datenquellen bedient und mittels *machine learning* entsprechende individuelle Vorhersagen anstellt. Neben üblicher „Standarddiagnostik" werden hierbei herangezogen:

- spezifische (hypothesengeleitete) Fragebogendiagnostik, z. B. Emotionsregulation, psychologische Kompetenzen
- neurobiologische (hypothesengeleitete) Marker, via EEG und fMRT
- „digital phenotyping" (Ecological Momentary Assessment, Smartwatch)

Die Vision wäre hierbei, bereits frühzeitig Patient:innen zu identifizieren, die eine schlechte Prognose für die „Standardtherapie" haben und möglicherweise davon profitieren könnten, dass man ihnen frühzeitig andere Therapieoptionen anbietet. Ob eine solche KI-basierte Prädiktion, die Therapeut:innen zur Optimierung der Personalisierung ihrer Therapien Verfügung gestellt werden kann, wirklich die Zahl der profitierenden Patient:innen erhöht und Verschlechterungen im Zuge von Therapien reduziert, ist eine empirische Frage, deren Antwort noch aussteht. Idealerweise sollte ein solches Tool therapeutische Freiheiten nicht bedrohen, sondern die therapeutische Entscheidungsfindung bereichern.

5.4   Weitere Möglichkeiten KI-basierter Psychotherapie-Assistenz

Als weitere Beispiele, wie KI-Algorithmen als Tools zur Ergänzung oder Unterstützung in der Psychotherapie eingesetzt werden könnten, seien folgende genannt:

- *Durchführung von Diagnostik und Unterstützung diagnostischer Auswertung und Indikationsstellung:* Diagnostik und Indikationsstellung sind komplexe Prozesse, die im klinischen Alltag besondere Herausforderungen bergen (z. B. Vielfältigkeit von Problemen und Komorbidität, Dimensionalität und Fluktuation von patientenseitigen Schwierigkeiten, Priorisierung von therapeutischen Strategien, Netzwerk der Wechselwirkungen zwischen „gestörten“ und „gesunden“ psychologischen Prozessen etc.). Es liegt nahe, hierfür KI-basierte Assistenzen zu entwickeln, die auch klinisch erfahrene Praktiker:innen darin unterstützen, derlei Information zu erheben, zu ordnen (z. B. zu visualisieren), oder die auf Kontraindikationen hinweisen.
- *Identifikation von Risikokonstellationen und Hilfe zur Schadensvermeidung:* KI-Anwendungen von Smartphone-basiertem Tracking (z. B. Aktivitäten, Schlaf, Ecological Momentary Assessment) bis hin zur Sprach- und Stimmanalyse können mutmaßlich schneller und exakter als dies in herkömmlicher Therapie möglich ist Risikomuster erkennen, wie zum Beispiel Früherkennung von beginnenden manischen oder psychotischen Episoden oder Zuspitzung von Suizidalität.
- *Auslagerung mancher therapierelevanter Interventionen und Unterstützung von „Hilfe zur Selbsthilfe“:* Naheliegend ist auch die Delegation und Optimierung von umgrenzten therapierelevanten Interventionen (z. B. Etablierung von Schlafhygiene, Übungen zum Aktivitätsaufbau oder Aufgaben zur Selbstreflexion) an KI-Tools, die dann in der regulären Therapie zwar weiterhin besprochen werden, aber insgesamt Therapiezeit sparen bzw. selbstgesteuerte „Hilfe zur Selbsthilfe“ im Alltag fördern sollen.

In punkto therapeutische Freiheiten ist allen Ansätzen gemeinsam, dass sie potenziell geeignet sein könnten, dass diagnostische und therapeutische Kompetenzen ungenutzt bleiben oder gar verkümmern könnten, wenn man sich allzu sehr auf solche Tools verlässt. Auch könnte, wenn derartige „Auslagerungen“ umfassender möglich werden sollten, sich die Klinische Tätigkeit an sich und die Freiheit, wen ich wie behandele stark verändern – z. B. wenn von Kostenträgern der Einsatz vorgegeben werden würde und Therapeut:innen nur noch in besonders komplizierten oder herausfordernden Fällen finanziert würden, für die eine KI-Therapie ungeeignet ist...

Einsatz von KI-Algorithmen in der Psychotherapie: Risiken, Befürchtungen und ethische Fragen

Damit Einsatzmöglichkeiten wie die hier etwa für den Bereich der Qualitätssicherung skizzierten Ansätze praktisch und ethisch vertretbar gelingen können, braucht es eine gute Fehlerkultur, Vertrauen und Vertraulichkeit. Dabei müssen gute Antworten auf Fragen wie die folgenden gefunden werden:

- Wie weit soll und darf die Beobachtung einzelner Behandler:innen gehen, und wie werden nicht nur patientenseitige, sondern auch therapeutenseitige Daten geschützt (incl. Dokumentation von Supervision/Intervision etc.)...?
- Wie kann sichergestellt werden, dass bei einem KI-Einsatz der Datenschutz adäquat gewährleistet wird (z. B. Erfordernis, lokale statt Internet-basierte Tools einzusetzen)...?
- Wie können wir uns am besten in kooperativen Teams gegenseitig bei der Durchführung unserer Therapien – insbesondere der schwierigen – unterstützen...?

Hinsichtlich möglicher Kollateralschäden von (ggf. KI-unterstützter) Qualitätssicherungsmaßnahmen (vgl. Horaz: „In Fehler führt uns die Flucht vor Fehlern") müssen wir sicherstellen, dass ungünstige iatrogene Auswirkungen verhindert bzw. begrenzt werden, zum Beispiel...

- Ausschluss von Patient:innen, bei denen vergleichsweise schlechtes Outcome zu erwarten ist
- schlechtere Psychotherapie, wenn einem kurzfristigem positivem bzw. nicht-negativem Patientenrating hinterhergelaufen wird
- Misstrauens-Kultur und fragwürdiges Benchmarking

- „selbsterfüllende Prophezeiungen" (z. B. wenn KI-generierte Ergebnisse unhinterfragt übernommen werden)
- Hemmung von Reflexion und Kreativität in psychotherapeutischen Fallkonzeptionen und Prozessen, wenn KI-basierte Empfehlungen gegeben werden (dies gilt zum Beispiel auch für den Fall, dass KI beim Verfassen und Berichten zum Einsatz kommt)

Dass es solche Risiken gibt, haben einige US-amerikanische Therapieforscher:innen bereits 2019 gut zusammengefasst (Rousmaniere et al., 2019): In ihrer Stellungnahme gehen sie auf die Steuerung der Versorgung, quantitative wie qualitative Forschung sowie klinische Praxis ein und fordern, dass bei Qualitätsentwicklung und Nutzung von Registerdaten letztendlich immer entscheidend ist, dass die Psychologinnen und Psychologen „das Steuer in der Hand behalten". Wenn es um Fortführung, Änderung, Erweiterung und Beendigung therapeutischer Behandlungen geht, sollten Therapeut:innen unter Beibehaltung des obersten Ziels der Verbesserung der patientenzentrierten Versorgung weiterhin selbst Entscheidungen treffen können. Sprich: Entscheidend ist, dass psychotherapeutische Freiheit gewahrt bleibt.

Bei Rousmaniere et al. (2019) wird die KI-Perspektive zwar (noch) nicht berücksichtigt, aber dennoch ist ihr Beitrag hierfür passend, da es um datengetriebene Tools geht. An den Schluss setzen sie ein Zitat und sagen, dass wir gut daran täten, uns an folgende Worte der Psychologin Irene Elkin zu erinnern: *„The data are always friendly."* Es sind erst mal nur Daten, und was wir damit machen, ist auf unserer Seite. Wir sollten hierbei aber sensibel dafür sein, dass unsere psychologische Freiheit zur Interpretation von Daten begrenzt ist – vgl. die Macht von „selbsterfüllenden Prophezeiungen" oder der Befund, dass Fake-News, wenn sie erstmal in der Welt sind, kaum zu eliminieren sind, auch wenn ihr Fake-Charakter bekannt wird…

Weitere ethische Aspekte, die im Feld KI und Psychotherapie diskutiert werden, betreffen den Einsatz von Sprachmodellen und ChatBots (z. B. Fiske et al., 2019; Sedlakova & Trachsel, 2023), was hier ja nur am Rande angesprochen wurde. Bei einer Stellungnahme des Deutschen Ethikrats (2023) wird an einigen die Psychotherapie betreffenden Stellen klar, dass noch viele sehr grundlegende Fragen weiter ausgearbeitet gehören, zum Beispiel:

- Erfüllen derzeit verfügbare Apps und digitale Gesundheitsanwendungen (DiGAs; vgl. https://diga.bfarm.de/de sowie Ebert & Baumeister, 2023) Merkmale von KI?

- Was ist eigentlich „Psychotherapie"? (begriffliche Schärfung und Abgrenzung vom weitestgehend unregulierten Markt der Apps für Selbsthilfe und Selbstoptimierung)
- Wie sollten DiGAs und andere auf maschinellem Lernen beruhende Anwendungen eingeordnet werden („enge Ersetzung", d. h. Assistenzsysteme vs. „weitreichende Ersetzung" von Therapeut:innen)?

Hiermit kommen wir zum Anfang zurück. ChatGPT sagte uns folgendes: „Es ist wichtig zu beachten, dass KI-Algorithmen in der Psychotherapie in der Regel als *Entscheidungsunterstützungstools* verwendet werden sollten, um die Entscheidungsfindung der Therapeuten zu verbessern, anstatt sie zu ersetzen." Es gibt auch bereits vielfältige (oft noch nicht ausgereifte) KI-basierte Tools und Softwarelösungen, um die Psychotherapeutinnen und Psychotherapeuten etwa beim Verfassen von Fallberichten und in anderen administrativen Bereichen zu unterstützen, z. B. hinsichtlich...

- *Automatisierte Datenerfassung und -verarbeitung:* Einige Programme können Informationen aus Therapiesitzungen erfassen und automatisch in vordefinierte Formate für Fallberichte einfügen. Dies kann Zeit sparen und die Genauigkeit erhöhen.
- *Spracherkennung und Transkription:* Tools mit Spracherkennungstechnologie können Gespräche während der Sitzungen transkribieren. Diese Transkripte können dann als Grundlage für die Dokumentation bis hin zu detaillierten Fallberichten dienen.
- *Analyse von Therapieverläufen:* Einige fortschrittliche Tools können Muster in den Therapieverläufen erkennen und Vorschläge für Interventionen oder Behandlungsanpassungen machen (ggf. basierend auf den gesammelten Daten aus den Fallberichten).
- *Datensicherheit und Datenschutz:* Da in der Psychotherapie hochsensible Daten verarbeitet werden, bieten solche Tools in der Regel auch Funktionen zur Sicherstellung der Datensicherheit und des Datenschutzes, um die Einhaltung gesetzlicher Vorgaben wie der DSGVO zu gewährleisten.

Auf den ersten Blick sind dies tolle Hilfe für oft als lästig erlebte Aufgaben. Ob aber damit auch Freiheiten reduziert werden können – etwa vergleichbar mit Navigationssystemen im Smartphone, die dazu führen können, dass man keine Karten mehr lesen kann und dass der eigene Orientierungssinn verkümmert – mag sich wachsam jede:r selber fragen. Wir sollten uns jedenfalls nicht durch KI das Denken abnehmen lassen.

Ein Szenario und Fazit 7

Ich möchte an dieser Stelle noch ein kleines, durchaus nicht unrealistisches Szenario aufmachen, wie KI ganz unmittelbar in psychotherapeutische Prozesse integriert werden könnte.

Eine Therapeutin und ein Patient betreten den Therapieraum und nehmen Platz. Von außen betrachtet läuft die Therapie ganz normal ab. Alle im folgenden genannten digitalen Tools sind datenschutzkonform implementiert, und der Patient hatte für alles seine informierte Einwilligung erteilt.

Anhand von Stimme und Aussehen hat die KI die beiden bereits identifiziert und eine Videoaufnahme gestartet (die später von der Therapeutin zur Selbstreflexion in ihrer Deliberate Practice Intervisionsgruppe genutzt werden kann). Außerdem transkribiert die Spracherkennungssoftware weitgehend fehlerfrei mit, was für eine qualitative Studie zur Textanalyse genutzt werden wird, an der die Therapeutin teilnimmt. Gleichzeitig gleicht ein darauf spezialisiertes KI-Tool die patientenseitigen Äußerungen mit großen (lokal verfügbaren) Datenbanken ab, um daraus Textbausteine für den psychodynamischen Status für einen Fallbericht zu generieren. Auch die obligatorische Stundendokumentation wird von der KI unterstützt, sodass die Therapeutin im Anschluss an die Sitzung hierfür lediglich noch weitere 3 Minuten aufwendet.

Eigene Aufzeichnungen zur Therapie macht sich die Therapeutin übrigens mit dem netzwerkbasierten Tool obsidian.md, das ihr dabei hilft, ihre Gedanken und ihr Wissen auf eine flexible, nicht-lineare Weise zu organisieren und zu strukturieren. Das Programm ermöglicht es ihr, interne Links für Notizen zu erstellen und die Verbindungen dann als Diagramm zu visualisieren.

Eingangs werden die Aufzeichnungen und Übungen besprochen, die via Smartphone des Patienten seit der letzten Sitzung entweder durch Eingabe in Situationen oder durch Tracking verschiedener Variablen mit seiner JITAIs (just-in-time adaptive interventions) App erhoben worden waren (und mit einer einfachen Freigabe in die

F. Jacobi, *Bedrohen KI-Algorithmen die psychotherapeutische Freiheit?*, essentials, https://doi.org/10.1007/978-3-662-68737-6_7

elektronische Akte des Patienten übertragen wurden). Therapeutin, Patient sowie ein KI-basierter Chatbot diskutieren gemeinsam bestimmte Verhaltensmuster, die mit diesem Ecological Momentary Assessment identifiziert wurden.

Weiterhin ist die Therapeutin auch grade dabei, sich mit einem neuen Tool zur Emotionserkennung vertraut zu machen: eine KI-basierte Stimmanalyse ist in der Lage, auch kleine Nuancierungen beim Wechsel von Emotionen zu erkennen und mit Gesichts-Emotionserkennung, Text-Emotionserkennung und Körperhaltungs-Emotionserkennung abzugleichen. Beim Auftreten zuvor spezifizierter Emotionsmuster erhält die Therapeutin ein entsprechendes Signal über ihren kaum sichtbaren Ohrhörer. Dieses akustische Feedbacksystem kann auch für andere Dinge programmiert werden (z.B. Erinnerungen, Identifikation bestimmter sprachlicher Muster).

[...]

Vor wenigen Jahren noch hätte man solches für einigermaßen *Science Fiction* gehalten – seit den frühen 2020er Jahren sind die praktischen Möglichkeiten hierfür enorm in die Nähe gerückt oder bereits da (wenn auch noch nicht implementiert). Zumindest was die skizzierten Assistenz-Tools betrifft – eine vollständig autonome Psychotherapie im herkömmlichen Sinne ist absehbar noch nicht realistisch (vgl. Stade et al., 2023).

Ob KI-Tools alles zum Guten oder sogar noch Besseren wenden werden, mag man gerne bezweifeln. Sie von vorneherein zu verdammen oder ausschließlich auf Risiken und mögliche Kollateralschäden zu fokussieren, wäre andererseits überängstlich und phantasielos. Wie dem auch sei: Wir gehen davon aus, dass approbierte Psychotherapeut:innen, in ihrem Status als Angehörige eines selbständigen und freien Berufes, Heilkunde selbstverantwortlich ausüben können hinsichtlich der Frage, ob sie KI-Tools in ihren Therapien nutzen möchten oder nicht. Sie können nicht dazu verpflichtet werden.

KI ist den Menschen nur in eng definierten Aufgaben überlegen, sodass es grade bei einem so komplexen und persönlichen Feld wie der Psychotherapie unabdingbar ist, dass am Ende Menschen die hier eingesetzten Tools steuern und bewerten. Prämisse für einen gelungenen Einsatz von KI-Algorithmen in der Psychotherapie ist jedenfalls, dass die Therapeut:innen die Ergebnisse der KI kritisch hinterfragen, auf ihre Relevanz für die einzelnen Patient:innen prüfen und am Ende die Entscheidungen (gemeinsam mit ihren Patient:innen) selbst treffen.

Was Sie aus diesem *essential* mitnehmen können?

- Die therapeutische Freiheit bezieht sich auf das Recht und die Verantwortung von Therapeut:innen, die beste Behandlungsmethode für bestimmten Patient:innen auszuwählen. Es ist möglich, dass der Einsatz von KI-Algorithmen in der Psychotherapie diese Freiheit bedrohen könnte, wenn sie dazu verwendet werden, die therapeutischen Entscheidungen zu dominieren oder zu ersetzen.
- Außerdem könnten algorithmische Entscheidungen auf Daten und Annahmen beruhen, die möglicherweise nicht auf die spezifischen Bedürfnisse und Merkmale eines einzelnen Individuums zutreffen.
- Gerade im Bereich der Fehlerdetektion und der Mustererkennung könnten KI-Algorithmen im Rahmen von Qualitätssicherungsmaßnahmen eingesetzt werden, und zwar sowohl auf der Makroebene der Versorgungssteuerung als auch auf der Ebene der individuellen Therapie.
- Möglicherweise können Algorithmen-basierte Tools uns darin unterstützen, typische menschliche Verzerrungen und Unzulänglichkeiten bei komplexen Vorhersagen zu reduzieren. Sollten sich dann also Psychotherapeut:innen vor diesem Hintergrund nicht die Freiheit nehmen, technische Hilfsmittel einschließlich zukünftiger KI-Algorithmen zur Unterstützung heranzuziehen…?
- Die wichtigste Freiheits-Bedrohung scheint darin zu liegen, dass Psychotherapeut:innen sich selbst beschränken könnten oder sich durch KI das Denken abnehmen lassen – was umgekehrt bedeutet, dass wir es durchaus selbst in der Hand haben, KI auch in der Psychotherapie produktiv und möglichst ohne Kollateralschäden zu nutzen.

F. Jacobi, *Bedrohen KI-Algorithmen die psychotherapeutische Freiheit?*, essentials, https://doi.org/10.1007/978-3-662-68737-6

- Es ist wichtig, dass Therapeut:innen und Patient:innen über die Vor- und Nachteile von KI-Algorithmen in der Psychotherapie informiert werden und dass deren Einsatz sorgfältig abgewogen wird, um die bestmögliche Behandlung im Einzelfall zu gewährleisten.

Literatur

Arora, A., True, A., & the Dartmouth Atlas of Health Care (2012). What kind of physician will you be? Variation in health care and its importance for residency training. Accessible via the Dartmouth atlas of health care series. https://www.ncbi.nlm.nih.gov/books/NBK 584737/. Zugegriffen: 1. Aug. 2023

Clark, D. M., Canvin, L., Green, J., Layard, R., Pilling, S., & Janecka, M. (2018). Transparency about the outcomes of mental health services (IAPT approach): An analysis of public data. *Lancet, 2018*(391), 679–686.

DeRubeis, R. J., Cohen, Z., Forand, N. R., Fournier, J. C., Gelfand, L. A., & Lorenzo-Luaces, L. (2014). The personalized advantage index: Translating research on prediction into individualized treatment recommendations. A demonstration. *PLoS OnNE, 9*(1), https://doi.org/10.1371/journal.pone.0083875.

Deutscher Ethikrat. (2023). Mensch und Maschine – Herausforderungen durch künstliche Intelligenz. https://www.ethikrat.org/themen/forschung-und-technik/mensch-und-maschine/

Ebert, D., & Baumeister, H. (2023). *Digitale Gesundheitsinterventionen – Anwendungen in Therapie und Prävention.* Springer.

Fiske, A., Henningsen, P., & Buyx, A. (2019). Your robot therapist will see you now: Ethical implications of embodied artificial intelligence in psychiatry, psychology and psychotherapy. *Journal of Medical Internet Research, 21*(5). https://doi.org/10.2196/13216

Frenzl, D., Gawlytta, R., Schleu, A., & Strauß, B. (2020). Pilotstudie zur Erfassung von Fehlhandlungen in der Psychotherapie aus TherapeutInnensicht. *Psychotherapeut, 65*, 475–486.

Frese, M., & Keith, N. (2015). Action errors, error management, and learning in organizations. *Annual Review of Psychology, 66*(1), 661–687.

Gawlytta, R., Schleu, A., Schönherr, D., & Strauß, B. (2019). Unerwünschte Ereignisse durch unsachgemäß durchgeführte Psychotherapie. *Psychiatrische Praxis, 46*(8), 460–467.

Gimpel, H., Hall, K., Decker, S., Eymann, T., Lämmermann, L., Mädche, A., Röglinger, R., Ruiner, C., Schoch, M., Schoop, M., Urbach, N., & Vandirk, S. (2023). Unlocking the power of generative AI models and systems such as GPT-4 and ChatGPT for higher education: A guide for students and lecturers. *Universität Hohenheim*, 20. März 2023.

© Der/die Herausgeber bzw. der/die Autor(en), exklusiv lizenziert an Springer-Verlag GmbH, DE, ein Teil von Springer Nature 2023
F. Jacobi, *Bedrohen KI-Algorithmen die psychotherapeutische Freiheit?*, essentials, https://doi.org/10.1007/978-3-662-68737-6

Hannan, C., Lambert, M. J., Harmon, C., Nielsen, S. L., Smart, D. W., Shimokawa, K., & Sutton, S. W. (2005). A lab test and algorithms for identifying clients at risk for treatment failure. *Journal of Clinical Psychology, 61*, 155–163.

Hehlmann, M. I., & Lutz, W. (2023). Digitalisierung und maschinelles Lernen in der Psychotherapieforschung und Praxis – Potentiale und Probleme. *PPmP – Psychotherapie · Psychosomatik · Medizinische Psychologie, 73,* 367–369.

Jacobi, F., Becker, M., Bretschneider, J., Müllender, S., Thom, J., Hapke, U., & Maier, W. (2016). Ambulante fachärztliche Versorgung psychischer Störungen: Kleine regionale Unterschiede im Bedarf, große regionale Unterschiede in der Versorgungsdichte. *Der Nervenarzt, 87*(11), 1211–1221.

Jacobi, F., & Brakemeier, E.-L. (2017). Zum Einstieg: Die aktive Gestaltung der therapeutischen Beziehung. In. E.-L. Brakemeier & F. Jacobi (Hrsg.), *Verhaltenstherapie in der Praxis* (S. 38–43). Beltz.

Jacobi, F., & Brehm, M. (2020). Deliberate Practice zur Weiterentwicklung therapeutischer Fertigkeiten. *Psychotherapie in Politik und Praxis (PPP), 4*(20), 9–11. https://doi.org/10. 6084/m9.figshare.20481600

Lambert, M. J. (2016). Maximizing psychotherapy outcome beyond evidence-based medicine. *Psychotherapy and Psychosomatics, 86*, 80–89.

Lutz, W., Rubel, J. A., Schwartz, B., Schilling, V., & Deisenhofer, A. K. (2019). Towards integrating personalized feedback research into clinical practice: Development of the Trier Treatment Navigator (TTN). *Behaviour Research and Therapy, 120,*. https://doi.org/ 10.1016/j.brat.2019.103438

Lutz, W., Schwartz, B., & Delgadillo, J. (2021). Measurement-based and data-informed psychological therapy. *Annual Review of Clinical Psychology, 18*(1), 4.1–4.28. https://doi. org/10.1146/annurev-clinpsy-071720-014821

Meehl, P. E. (1954). *Clinical versus statistical prediction.* Minneapolis: University of Minnesota Press.

Meehl, P. E. (1986). Causes and effects of my disturbing little book. *Journal of Personality Assessment, 50*(3), 370–375.

Piechotta, B. (2023). Qualitätssicherung – Ende der Freiheit? QS-Verfahren Ambulante Psychotherapie. Vortrag auf den Lindauer Psychotherapiewochen, 19.3.2023. https://qs-psy chotherapie.de/publikationen-links

Rizq, R. (2019). A plea for a measure of opacity: Psychoanalysis in an age of transparency. Annual Birkbeck Counselling Association Lecture December 2018. *Psychodynamic Practice, 25*(2), 113–126. https://doi.org/10.1080/14753634.2019.1605682

Rousmaniere, T., Goodyear, R., Miller, S. D., & Wampold, B. (2017). Introduction: Using deliberate practice to improve supervision and training. In T. Rousmaniere, R. Goodyear, S. D. Miller, & B. Wampold (Hrsg.), *The cycle of excellence: using deliberate practice to improve supervision and training* (S. 3–21). Wiley.

Rousmaniere, T., Wright, C. V., Boswell, J., Constantino, M. J., Castonguay, L., McLeod, J., Pedulla, D., & Nordal, K. (2020). Keeping psychologists in the driver's seat: Four perspectives on quality improvement and clinical data registries. *Psychotherapy, 57(4)*, 562–573. https://doi.org/10.1037/pst0000227

Schaffrath, J, Weinmann-Lutz, B., & Lutz, W. (2022). The Trier Treatment Navigator (TTN) in action: Clinical case study on data-informed psychological therapy. *Journal of Clinical Psychology, 78*, 2016–2028. https://doi.org/10.1002/jclp.23362.

Scott, M. J. (2018). Improving access to psychological therapies (IAPT) – The need for radical reform. *Journal of Health Psychology, 23*(9), 1136–1147.

Scott, M. J. (2021). Ensuring that the improving access to psychological therapies (IAPT) programme does what it says on the tin. *British Journal of Clinical Psychology, 2021*(60), 38–41.

Sedlakova, J., & Trachsel, M. (2023). Conversational artificial intelligence in psychotherapy: A new therapeutic tool or agent? *American Journal of Bioethics, 5*, 4–13.

Shrout, P. E., & Rodgers, J. L. (2018). Psychology, science, and knowledge construction: Broadening perspectives from the replication crisis. *Annual Review of Psychology, 69*, 487–510.

Stade, E. C., Stirman, S. W., Ungar, L., Boland, C. L., Schwartz, H. A., Yaden, D. B., Sedoc, J., DeRubeis, R. J., Willer, R., & Eichstaedt, J. C. (2023). Large language models could change the future of behavioral healthcare: A proposal for responsible development and evaluation. Preprint verfügbar unter https://osf.io/preprints/psyarxiv/cuzvr

Wakefield, S., Kellet, S., Simmonds-Buckley, M., Stockton, D., Bradbury, A., & Delgadillo, J. (2020). Improving access to psychological therapies (IAPT) in the United Kingdom: A systematic review and meta-analysis of 10-years of practice-based evidence. *British Journal of Clinical Psychology,* https://doi.org/10.1111/bjc.12259

Wennberg, J. (1973). Small Area Variations in Health Care Delivery: A population-based health information system can guide planning and regulatory decision-making. *Science, 182*(4117), 1102–1108.

Westwood, S., Morison, L., Allt. J., et al. (2017). Predictors of emotional exhaustion, disengagement and burnout among improving access to psychological therapies (IAPT) practitioners. *Journal of Mental Health.* https://files.acrobat.com/a/preview/30e2ba81-d409-438b-bf83-1ab66b813b0e

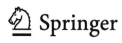
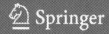

Printed in the United States
by Baker & Taylor Publisher Services